巻頭言

　2019 年 12 月，新型コロナウイルス感染症（中国では新型冠状病毒性肺炎）が中国の湖北省武漢で確認され，猛威を振るい，瞬く間に世界中へと拡がった。2020 年 2 月 12 日，世界保健機関（WHO）は，この感染症の名称を「COVID-19」と決定し発表。さらに 3 月 11 日には，パンデミック（世界的大流行）であることを公表した。

　1 月末，中国の春節（1 月 25 日）期間中に，中国工程院の張伯礼院士（天津中医薬大学学長）が，中央疫情防控指導組専門家組のメンバーに任命され，武漢に到着。その前後に武漢に入ったのは，国家中医薬管理局医療救治専門家組組長に任命された中国工程院の黄璐琦院士（中国中医科学院院長），中央疫情防控指導組専門家組・国家中医薬管理局臨床救治専門家組組長に任命された中国科学院の仝小林院士（中国中医科学院首席研究員），中央疫情防控指導組専門家組・首都医科大学附属北京中医医院の劉清泉院長らで，彼らは 2003 年に中国で SARS が流行した際に，医療現場で活躍した医師らであった。

　3 月 3 日，国家中医薬管理局は『関於印発新型冠状病毒肺炎診療方案（試行第七版）的通知』を公表し，COVID-19 の疫学的特徴・病理・症状・診断基準などをまとめ，さらに中医学に関する臨床分期と清肺排毒湯などを含む中医治療指針を提起した。

　3 月 31 日までの 66 日間，国家中医医療隊の医師らは武漢の各病院で，中医の理論に沿って中薬を用い，観察期，軽症・普通症の治療期，回復期で中薬を投与し，重症・危重症の患者では中西医結合の治療に臨み臨床経験を積み重ねた。中国全土の感染者のうち 74,187 例（湖北省では 61,449 例）に中薬を投与し，使用率は患者総数の 91.5%（湖北省では 90.6%）を占めたといわれる。中医の介入によって有効的に症状は緩和され，普通症から重症に悪化するケースも減り，治癒率が高まり，死亡率は下がり，回復期には回復が促進されるなど，総有効率が 90% 以上を示したことで，中医の優位性がはっきりと示された。

　4 月に入り，世界中医薬学会連合会（世界中連）が WHO に「世界中の COVID-19 に対して中医薬の使用を推奨」することを提起し，さらに世界中連は世界の中医学家に向けて「専門家による中医薬抗疫経験インターネット会議」を複数回開催して，COVID-19 に対する中医の経験を伝えた。

　これらの講演の内容はどれも素晴らしく，ぜひ COVID-19 によって逼迫する日本の医療関係者に紹介したいと考え，このたび，日本にいる中医学専門家 14 名による編集委員会を組織して講演会の内容を検討した。日本の医療に少しでも役立てることが

できれば，という願いは，われわれ日本中医協会のメンバー全員の気持ちである。今回，1カ月をかけて，張伯礼院士・黄璐琦院士・仝小林院士・劉清泉院長の経験を分析し，さらに『関於印発新型冠状病毒肺炎診療方案（試行第七版）的通知』を参考にして，分担してまとめたのが本冊子である。日本の医療関係者のみなさまのお役に立てば幸いです。

日本中医協会会長　辰巳 洋

COVID-19 の病因・病位・病機

辰巳 洋*

■ 文献に記された疫病

　中医学では新型コロナウイルス感染症（COVID-19）を「瘟疫」と認識している。中国の歴史では500以上の大流行した疫病の記事が記されており，疫病について理論から臨床まで，さまざまな経験が積み重ねられてきた。

　漢代までの記録には，『説文解字』（後漢・許慎）に「疫，民皆疾也」，『黄帝内経素問』に「五疫の至るや，皆相い染易し，大小を問うなく，病状相い似る」（刺法論〈遺篇〉）と記され，『傷寒論』（後漢・張仲景）は「傷寒をもって毒となすものは，其の最も殺癘の気を成すを以てなり」「太陽病，発熱して渇し，悪寒せざるものは，温病たり」と，傷寒・温病・暑病などの外感熱病を論述し，六経弁証を確立した。

　魏晋隋唐代には，『肘後備急方』（東晋・葛洪）に，温毒による皮下出血の症状に「黒膏方」を，瘧疾（マラリア）に青蒿・常山を用いることが記されている。

　宋代になると，『証類本草』（北宋・唐慎微），『太平聖恵方』（北宋・王懐隠ら），『聖済総録』（北宋・徽宋勅撰）に，至宝丹・紫雪丹・牛黄清心丸など，辛甘・寒涼の中薬を用いて疫癘の高熱や昏迷を治療する記録がある。『三因極一病証方論』（南宋・陳言）には「所謂中傷寒暑風湿，瘟疫時気，皆外所因」とある。

　金元代になると，劉完素（1120-1200）が寒涼清熱の中薬を用いて表裏双解によって温病を治療する双解散や防風通聖散を創方した。張従正（1156年頃-1228年頃，字は子和）は汗・吐・下法によって邪気を攻める方法を提唱した。朱震亨（1281-1358，又は丹渓）は温病の回復期に滋陰することを強く主張した。李杲（1180-1251，又は東垣）は補土（補脾）によって熱病を治療する方法を重視した。

　明清代には，呉有性（生没年不詳，字は又可）が『温疫論』において「それ温疫の病をなすは，風に非ず，寒に非ず，暑に非ず，湿に非ず，乃ち天地の間別に一種の異気ありて感ずるところ」「異気なる者は，乃ち天地の毒気」と記し，いわゆる毒が疫病の根本であるとして達原飲を創方した。呉瑭（1758-1836，字は鞠通）は『温病条弁』において，温病を風温・温熱・温疫・温毒・冬温・暑温・伏暑・湿温・寒湿・温虐・秋燥など11種類の病証に分類し，三焦弁証をつくりだした。王士雄（1808-1866年頃，字は孟英）は『温熱経緯』において先秦から明清までの医家における伝染病の論述をまとめ，集大成の専門書となった。余霖（字は師愚）は『疫疹

＊本草薬膳学院 学院長／順天堂大学国際教養学部 非常勤講師（医学博士）

一得』において清瘟敗毒飲を創方した。喩昌
（字は嘉言）は『寓意草』に人工種痘法を記した。
　近年では2003年に発生したSARSに対して
『伝染性非典型肺炎（SARS）診療方案（2004
版）』，2009年に発生したH1N1亜型に属する新
型インフルエンザに対して『甲型H1N1流感診
療方案（2009年第三版）』が公表されている。

COVID-19の病因・病位・病機

　中医学ではCOVID-19は強烈な伝染性や流行
性を持つ「疫癘」，または「瘟疫」「疫病」と考
えている。また，発病の部位や症状の特徴から
「肺瘟」，さらに病例の特徴から「湿毒疫」と認
識している。

1．病因
　中医学では，COVID-19は瘟疫に属し，毒邪
と湿邪によって構成される「湿毒邪気」が主な
病因と考えている。
1）毒邪
　瘟疫は，「瘟疫なる者は，癘気流行し，多くは
穢濁を兼ね，家家是の如く，役使の然るが若き
なり」「これに触れれば即ち病む」といわれるよ
うに，癘気（伝染病）が湿濁あるいは腐敗汚穢
の気を兼ね，風のように流行って家々に伝わっ
ていき，触れるとすぐに発病する毒邪のことで，
転変が迅速・変化が多端・病状が危険・特異性
が強いという特徴を持ち，熱に変化しやすい。
2）湿邪
　COVID-19では，舌苔が膩・喘息・胸の痞え・
呼吸困難・食欲がない・腹瀉などの症状，治り
にくいなど，湿邪が持つ「発病が目立たない，病
症に重濁性・粘滞性がある，なかなか治らない，
陽気を阻滞し損傷する」という特徴がみられる。
　湿毒疫癘の邪気は，現れる症状の特徴が「湿」，
根本的な病因が「毒」である。さらに風・寒・
湿・熱の四時（四季）の気が加わると，六淫邪
気が誘因となり，熱・寒・燥にそれぞれ変化する。

3）寒湿邪
　年末年始の武漢の気候は寒く湿気が強かった
ことから，寒湿邪が病因になるという考え方も
ある。
　寒湿を好む寒湿癘気は「寒湿疫」といわれ，
寒と湿はともに陰に属する邪気で，粘滞性があ
り，病状が繰り返され，症状の熱化が遅いとい
う特徴がある。
　陽虚陰盛の体質あるいは寒湿の環境に住むも
のが罹りやすい。特に虚弱・気虚・高齢者の場
合，陽気がすでに不足している状態であり，邪
気に対する抵抗力が低下しており，さらに寒湿
陰邪によって機能が低下し，陽気を傷めるため，
予後はよくない。
　また，現代人の食生活は膏粱厚味を好むため，
熱や燥に変化しやすく，陰液も消耗しやすい。

　今回のCOVID-19では，臨床症状・所見より，
毒邪と湿邪によって構成された「湿毒邪気」が
主な病因であるとの考えが主流になっている。
湿は陰邪で，毒は陰と陽の二重性があり，湿邪
と陰毒が合わされば両陰相加で治りやすいが，
湿邪と陽毒が合わされば異なる属性の邪気同士
であるため，治療は難しくなり長引く。

2．病位
　『温疫論』に「邪は口鼻より入る」とあり，湿
毒邪気（または寒湿邪気）が癘気を挟んで，腠
理や口・鼻から体に侵入するか，直接臓腑に侵
入し，まず手太陰肺と足太陰脾を傷める。病状
の進行によって，心，肝，腎，大腸に及び，そ
れぞれの臓器に損傷を与える。

3．病機
　基本的な病機は，疫毒が体外から侵入し，肺
経が邪気の傷害を受け，正気が消耗され衰弱す
るというものである。
　核心となる病機は，「湿毒鬱閉」であり，湿毒
邪気によって臓腑が鬱閉となる。
　病機の特徴は，湿・毒・熱・瘀・閉・厥・脱

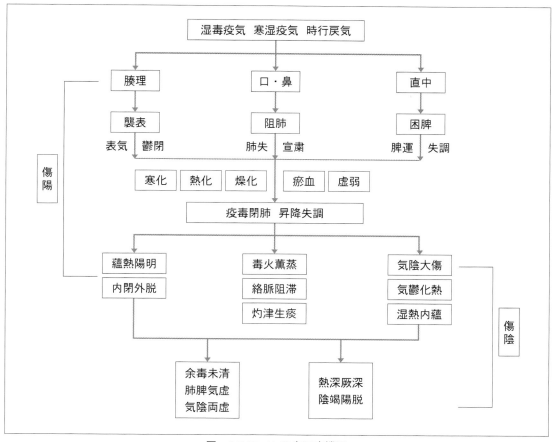

図　COVID-19 の病因病機図

　COVID-19 によって死亡した患者を解剖した結果，肺胞と肺間質の変化とリンパ細胞が著しく減少するなど，免疫系統の損害を主に，脾臓の縮小が目立ち，血管内のびまん性凝血・心筋細胞の変形・壊死・肝腎など多臓器の損傷が見られた。また，気管支粘膜下や肺胞上皮細胞内にコロナウイルスや血栓が見つかった。これは，西洋医学でいうウイルス・炎症・血栓・炎症因子などの現象が，中医学でいう毒・瘀・絡阻と一致していることを示している。

で，特に湿と毒を中心とする。

　年齢や体質の差異，治療の違い，病状の進行などによって，寒・湿・熱・燥・毒・瘀・虚など，多数の病理要素がある。

　疾病初期は，湿毒邪気あるいは寒湿癘気が手太陰肺を鬱閉し，足太陰脾を困憊し，病位は肺と脾になる。初期の症状を抑えなければ中期に進行していき，湿毒邪気が陽明に影響し熱を蘊蓄し，肺気が壅閉される。さらに悪化すれば邪気が毒火に化し，臓腑を薫蒸し，絡脈を阻滞し，津液を消耗し，気を損傷し，津液が熱灼され痰が生じる。さらに熱が深いからこそ四肢の冷えも深くなり（熱深厥深），ついには陰陽をひどく消耗して陰竭陽脱の危篤症に陥る。

参考文献

1) 張伯礼：中西医結合救治新冠肺炎—中国方案の亮点PPT
2) 黄璐琦：新型冠状病毒肺炎中医診療経験分享PPT
3) 仝小林：新型冠状病毒肺炎中医認識与治療PPT
4) 劉清泉：新型冠状病毒肺炎及重症，危重症中医診療的思考PPT
5) 清・呉塘：温病条弁．人民衛生出版社，1972

COVID-19 の臨床分類・症状および診断
～診療指針（試行第七版）より～

藍澤　宝珠*

ここでは，国家中医薬管理局が公布した「関於印発新型冠状病毒肺炎診療方案（試行第七版）的通知」[1]（診療指針〈試行第七版〉）にもとづき，新型コロナウイルス感染症（COVID-19）の臨床分類・症状および診断について紹介する。

軽症の診断基準

臨床症状が軽微で，画像診断上では肺炎が見られない。

●中医学ではさらに軽症患者を次のように分類する。

1）寒湿鬱肺証の臨床症状・徴候

発熱・疲労感・筋肉痛・咳・痰・胸に圧迫感があり呼吸しづらい・食欲不振・嘔吐・吐き気・大便がすっきりしない・舌淡胖大歯痕あるいは淡紅・苔白厚腐膩あるいは白膩・脈濡あるいは滑。

2）湿熱蘊肺証の臨床症状・徴候

微熱あるいは熱がない・少し悪寒・疲労感・重だるい・筋肉痛・乾咳で痰が少ない・咽の痛み・口が乾くが飲みたくない・胸の圧迫感や胃脘部の痞え・汗がないか出にくい・吐き気や食欲不振・軟便あるいは大便が粘稠・舌淡紅・苔白厚膩あるいは薄黄・脈滑数あるいは濡。

普通型の診断基準

発熱があり，呼吸器症状が現れ，画像診断上では肺炎が認められる。

●中医学ではさらに次のように分類する。

1）湿毒鬱肺証の臨床症状・徴候

発熱・咳があり痰が少ない・あるいは黄色い痰がある・胸に圧迫感がある・呼吸しづらい・腹部膨満感・便秘・舌暗紅・舌胖大・苔黄膩あるいは黄燥・脈滑数あるいは弦滑。

2）寒湿阻肺証の臨床症状・徴候

微熱・身熱不揚・あるいは熱がない・乾咳・痰が少ない・倦怠感・胸に圧迫感がある・腹部膨満感・あるいは吐き気・軟便・舌淡あるいは淡紅・苔白あるいは白膩・脈濡。

重症の診断基準

1）成人の場合は次のうち1つが該当する場合

①呼吸緊迫感が現れ，RR≧30回/分

②安静状態の血中酸素飽和度≦93%

③動脈血酸素分圧（PaO_2）/酸素吸収濃度（FiO_2）≦300mmHg（1mmHg＝0.133kPa）

2）児童の場合は次のうち1つが該当する場合

①息切れ（＜2カ月，RR≧60回/分；2～12カ

＊株式会社シンギー 顧問／NPO法人ジョンズ・ホプキンス大学 CCPフォーラム 副理事長（国際中医師）

月，RR≧50回／分；1〜5歳，RR≧40回／分；＞5歳，RR≧30回／分）発熱か泣く等の影響を除外する。

②安静状態の血中酸素飽和度≦92%

③呼吸補助（うめき声，鼻扇動，3つの窪型標識）チアノーゼ，断続的な無呼吸

④眠気・痙攣

⑤拒食・脱水症状

● 中医学では重症をさらに次のように分類する

1）疫毒閉肺証の臨床症状・徴候

発熱・顔面紅潮・咳・痰が少なく粘りがあり黄色い・あるいは痰に血が混じる・呼吸急促・倦怠感・口が苦く乾いてネバネバする・吐き気があり食べられない・大便不暢・小便が赤くて少ない・舌紅・苔黄膩・脈滑数。

2）気営両燔証の臨床症状・徴候

高熱・咽がひどく乾く・呼吸急促・意識混乱か昏睡状態・視覚錯乱・あるいは発疹・あるいは吐血・鼻血・あるいは痙攣・舌絳で苔が少ないかない・脈沈細数・あるいは浮大で数。

危篤症の診断基準

次の症状のうち1つが該当する場合

1）呼吸不全，かつ人工呼吸器の必要がある

2）意識障害

3）その他の臓器不全で，ICUに入る必要がある

● 中医学では次のように分類する

1）内閉外脱証の臨床症状・徴候

窒息感がひどく呼吸困難・人工呼吸器の必要がある・昏迷状態・煩躁・汗が出て四肢が冷たい・舌質紫暗・苔厚膩あるいは燥・脈浮大無根。

回復期の臨床症状・所見

1）肺脾気虚証

息切れ・倦怠感・食欲不振・膨満感・げっぷ・大便無力感・軟便か下痢・舌質淡で胖大・苔白膩。

2）気陰両虚証

疲れ・息切れ・口が乾く・水を飲みたい・動悸・汗をかく・食欲不振・微熱か平熱・乾咳があり痰が少ない・舌が乾き唾液が少ない・脈細あるいは虚無力。

【参考】中国中医科学院首席研究員・仝小林院士の観点

COVID-19の発病から，軽症・普通型・重症・危篤症・回復期の段階は，『傷寒論』の観点からみれば，鬱・閉・脱・虚の4段階で推移しているとみることができる。

①鬱（初期）：寒湿襲表・寒湿阻肺・寒湿碍脾・湿鬱化熱に分類できる。

②閉（中期）：寒化：阻虚寒凝・寒湿瘀阻・寒湿壅滞に分類できる。
　　　　　　　熱化：湿熱蘊肺・疫毒閉肺に分類できる。

③脱（重症期）：瘀熱入営・気営両燔・内閉外脱に分類できる。

④虚（回復期）：正虚邪恋・肺脾気虚・気陰両虚・痰瘀阻絡に分類できる。

症状として武漢における多数の病例からみると，多くは寒湿から発病している。

初期症状は次の通りである。

①寒湿襲表：悪寒・発熱・身体中に筋肉痛という表証をみられる。

②寒湿阻肺：胸に圧迫感があり呼吸不振・疲労感・咳があり痰が少ない等，肺が宣粛機能を失った臨床症状・徴候がみられる。

③寒湿碍脾：食欲不振・吐き気・嘔吐・下痢・大便不順・爽やかでない感じ等，運化失司の臨床症状・徴候がみられる。

上記3つの証は，いずれも舌質淡，胖大で歯痕がある。苔が多く白かつ膩あるいは腐，場合によって黄苔があるが舌質暗あるいは紫暗，脈滑あるいは濡という寒湿の象がはっきりと示されている。

文献

1）国家衛生健康委員会辨公庁・国家中医薬管理局辨公室：関於印発新型冠状病毒肺炎診療方案（試行第七版）的通知.

2）仝小林：新型冠状病毒肺炎中医認識与治療PPT

COVID-19の予防および治療用方剤

菅沼栄[1]　吉永惠実[2]　李向軍[3]　宋靖鋼[4]
陶恵栄[5]　楊晶[6]　項一雅子[7]　李暁燕[8]

予防治療
（健常者および無症状感染者）

　2020年1月より新型コロナウイルス感染症（COVID-19）が拡大しており，世界中で治療薬の開発が続けられているが，いまだ決定的な治療薬がないのが現状である。そんななか，本病に対し自身の抵抗力を高める方法を探っているものも少なくない。中医学は，古来より瘟疫に対し大きな力を発揮してきたが，ここでは，瘟疫に対する抵抗力づくりによく用いられる方剤をいくつか紹介する。

●玉屏風散（ぎょくへいふうさん）（『世医得効方』）

　本剤は，疲れやすい・自汗・カゼを引きやすいものに対し，防御力を高める処方である。

【組成】黄耆18g，白朮6g，防風6g

【解説】

君薬：黄耆は大量に使い，脾肺の気を補いながら，衛陽不足の表（腠理）を固めて（自）汗を止める作用がある。

臣薬：白朮は，益気健脾の効能があり，黄耆を補佐して，益気固表する。

佐薬：防風は走表し，風邪を袪除し，黄耆と白朮とともに袪邪するが正気を傷めず，補中有散・散中有補の効果がある。

【効能】益気・固表・止汗

【臨床応用】本剤は表虚自汗証に用いる。汗が出て風を嫌がり，顔色は白い，舌淡・苔薄白，脈浮虚で無力。また，虚弱で腠理が固まらず，カゼを引きやすく治りにくいものに使われる。寒湿外邪といわれるCOVID-19の侵襲に対し防御的な役割を果たす。

【日本における参考処方】同処方

●補中益気湯（ほちゅうえっきとう）（『脾胃論』）

　本剤は，脾気虚・気陥および肺気虚の諸症状を改善する処方である。

【組成】黄耆15g，人参（党参）9g，白朮9g，炙

1）えみクリニック東大前，漢方外来・漢方免疫たかはし内科クリニック，まつしま病院　漢方相談　本草薬膳学院，イスクラ中医学習塾　中医学講師
2）医療法人社団同済会 理事長　えみクリニック東大前 院長（医学博士）
3）医療法人新中医東文中医クリニック，李漢方内科・外科クリニック　理事長　世界中医連合会呼吸器病専門委員会　副会長
4）新日本漢方株式会社 代表取締役，日本漢方研究センター 所長（医学博士・中医主治医師）
5）陶氏診療院 院長，漢方アロマ療養師育成校株式会社 校長（医学博士）
6）ココ メデイカルクリニック，日本中医協会 理事（医学博士）
7）茶屋ケ坂東洋医学研究院 院長，上海中医薬大学付属日本校 客員教授
8）有限会社あらき鍼灸整骨院 取締役，海風診療所・梶山内科 非常勤漢方相談（中医師・鍼灸師）

甘草6g，当帰9g，陳皮6g，升麻3g，柴胡3g

【解説】

君薬：黄耆は昇発陽気の効能があり，大量に用いる。低下した脾気を高め，気血生化の源を充実させ，体全体が養われるように働きかける。

臣薬：人参・白朮・炙甘草は補気健脾に働き，黄耆を補助する。

佐薬：当帰は人参・黄耆を補助し，養血補血によって補気を強める。陳皮は理気和胃で，膩滞の弊害がない。少量の升麻・柴胡は昇陽挙陥によって，下陥した中気を上昇させる補佐的な役割である。

使薬：炙甘草は諸薬を調和する。

【効能】 補中益気・昇陽挙陥

【臨床応用】 本剤は，脾虚気陥証に用いる。元気がない・食欲低下・四肢の倦怠・物を言うのがおっくう・気虚発熱，下腹部の下垂感・脱肛・子宮下垂など，舌淡・脈沈細のものに使われる。今回のCOVID-19では胃腸症状を起こす例が多く，脾胃の陽気を昇らせ，外邪の侵入による外感病を予防することにつながる。

【日本における参考処方】 同処方。

● 藿香正気散 （『太平恵民和剤局方』）
<small>かっこうしょうきさん</small>

本剤は，いわゆる「お腹のカゼ」（悪寒発熱・下痢吐気）を治療する処方である。

【組成】 藿香9g，紫蘇3g，白芷3g，大腹皮3g，茯苓3g，半夏麹6g，白朮6g，陳皮6g，厚朴6g，桔梗6g，炙甘草6g，生姜6g，大棗6g

【解説】

君薬：藿香を大量に用い，辛温の性によって風寒を解表し，さらに芳香化濁・醒脾化中の働きもある。

臣薬：半夏麹・陳皮は理気燥湿・和胃降逆止嘔。白朮・茯苓は健脾運湿止瀉し，いずれも藿香の効能を高める。

佐薬：大腹皮・厚朴は行気化湿の効能を持ち，気が動けば湿の停滞による腹満も除去される。紫蘇・白芷は辛温発散で，風寒を外へ発散させる。紫蘇は醒脾寛中・止嘔で，白芷は燥湿化濁

の効果も期待できる。桔梗は宣肺利膈・解表化湿の効能を持ち，肺気を開く。

使薬：甘草・生姜・大棗は脾胃と諸薬を調和する。

【効能】 解表化湿・理気和中

【臨床応用】 本剤は，外感風寒・内傷湿滞証に用いる。発熱・悪寒・頭重・倦怠感・腹満・腹痛・嘔吐・下痢・舌苔白膩・脈濡の湿滞脾胃を主体とする胃腸症状に適する。COVID-19は，寒・湿・毒と認識されているため，体内の湿邪を除去することで，予防効果が期待できる。

【日本における参考処方】 同処方

初期感染者の治療

初期感染には，軽症（寒湿型および風熱型）と，邪が膜原を侵した膜原型がある。

軽症は，症状が軽く，画像では肺炎症状が現れていない段階である。微熱を含む発熱，咳，だるさ，咽の痛みなどが見られる。その他にも，鼻づまり，嗅覚・味覚障害，頭痛，関節痛・筋肉痛，下痢などの症状が見られることがある。

このように，COVID-19はカゼやインフルエンザによく似ているが，それらと比べると，症状が続く期間が長いという特徴がある。発症から1週間前後で肺炎の症状（咳・痰・呼吸困難など）が強くなってくることがわかってきている。

1. 軽症——寒湿型

● 通治方 寒湿疫方 （武漢抗疫1号方）
（仝小林院士の武漢抗疫経験）

本剤は，COVID-19を治療する基本処方として認定されている。

【組成】 生麻黄6g，生石膏15g，杏仁9g，羌活15g，葶藶子15g，貫衆9g，地竜15g，徐長卿15g，藿香15g，佩蘭9g，蒼朮15g，雲苓45g，生白朮30g，焦三仙各9g，厚朴15g，焦檳榔9g，煨草果9g，生姜15g

【解説】

焦檳榔・煨草果・厚朴は膜原を治療するもので（呉又可は達原飲のなかに焦檳榔・煨草果・

厚朴を用いている），檳榔は嶺南の瘴気を除き，厚朴は癘気を破り，草果は伏邪を降ろすという考えである。これを用いると，主に膜原を開くことができ，邪気を散開させることができる。

麻黄・杏仁・羌活・生姜を用いて宣肺散寒する。藿香・佩蘭は芳香化湿，蒼朮・厚朴は燥湿理気，生白朮・茯苓は健脾滲湿，さらに葶藶子は泄肺利水する。これらを合わせて，表邪肺閉・湿滞中焦証を治す。貫衆・地竜・徐長卿は絡毒を治す。

【効能】宣肺透邪・祛湿導濁・解毒通絡
【臨床応用】本剤は，COVID-19の疑似患者，発熱患者，確定診断の初期患者の各証に応用できる。加減法は**表1**を参照。
【日本における参考処方】五虎湯＋胃苓湯か神秘湯＋桔梗石膏＋茯苓飲合半夏厚朴湯

● **神朮散**（『医学心悟』）
しんじゅつさん

本剤は，初期感染者・寒湿襲表段階の処方である。

表1　全小林院士の考えにもとづく加減方法

症状	加減	参考処方	
悪寒・発熱・背部痛・体痛	桂枝9〜30g	桂枝湯・葛根湯	
強い悪寒・無汗・体温39℃以上	麻黄9〜15g，蘆根30〜120g，生石膏30〜90g，知母15〜30g	麻杏甘石湯・小柴胡湯加桔梗石膏・五虎湯	
往来寒熱	柴胡15〜30g，黄芩15〜30g	小柴胡湯	
強いだるさ	黄耆15〜30g，人参6〜9g（党参9〜30g）	補中益気湯・清暑益気湯・六君子湯・人参養栄湯・加味帰脾湯	
咽頭痛	桔梗9g，連翹15g	桔梗湯・桔梗石膏湯	
強いから咳	百部15〜30g，蟬退9g，蔵青果9g，紫蘇子9g	清肺湯・麦門冬湯	
呼吸困難	炙紫苑15〜30g，炙款冬花15〜30g，炙枇杷葉15〜30g，葶藶子9〜30g	柴陥湯＋蘇子降気湯＝平喘顆粒　柴朴湯	
喀血	仙鶴草30g，紫草15g，三七粉3g（沖服）	三七粉3g　滋陰降火湯	
痰が多く色が黄色・あるいは喀出しにくい場合	栝楼仁30g，黄芩15g，十薬30g，連翹30g，板藍根30g	竹筎温胆湯・清肺湯	
食欲低下	莱菔子9〜15g，陳皮15g	平胃散	莱菔子15g，陳皮15g，姜半夏15g，黄連6g，炮姜9g　香蘇散＋半夏瀉心湯黄連湯
悪心（吐き気）	半夏9〜15g，黄連3g，蘇葉9g，生姜30g	香蘇散	
下痢	黄連6〜9g，生姜30g，ひどいときは雲茯苓60〜90g	五苓散＋黄連解毒湯	
便秘	枳実10〜15g，生大黄6〜15g	大承気湯・麻子仁丸	
舌質紅・あるいは乾燥	蓮子心6g，麦門冬30〜90g	麦門冬湯・滋陰至宝湯	
舌絳紅	生地黄30g，赤芍15〜30g	三物黄芩湯・清営顆粒・滋陰降火湯	
四肢逆冷・汗が多い・息切れ・あるいは意識障害・舌淡暗あるいは紫暗・脈細数	人参9〜15g，淡附片9〜30g，山茱萸30〜90g，乾姜15〜30g，桃仁9〜15g，三七3〜9g	加工附子末＋人参湯　加工附子末＋十全大補湯　加工附子末＋人参養栄湯	

【組成】蒼朮・陳皮・厚朴各 1,000 g，藿香・砂仁・甘草各 250 g

【服用方法】粉末を合わせて，1回6〜9g。

【解説】

君薬：蒼朮は芳香燥烈の性質を持ち，燥湿健脾・祛風湿する。

臣薬：陳皮・厚朴は理気調中・燥湿化痰の効能を持ち，降気平喘する。

佐薬：藿香・砂仁は化湿・行気・温中の効能を持ち，中焦の湿濁を除去する。

使薬：甘草は諸薬を調和し，「発中有緩」の意味である。

【効能】発汗解表・化蝕辟穢

【臨床応用】COVID-19 の初期感染者，寒湿襲表・衛陽鬱閉の病証に応用できる。臨床では主に太陽経証の発熱頭痛・全身が痛む・胸満腹痛・嘔吐瀉痢に適する。

【日本における参考処方】香蘇散

● 香蘇散（『太平恵民和剤局方』）

本剤は，胃腸が虚弱・気分がすぐれないものが，カゼを引いた初期に使う処方である。

【組成】香附子・蘇葉・陳皮・甘草・生姜

【解説】

君薬：蘇葉は辛温解表によって風邪を発散し，胃腸の気機を調節する。

臣薬：香附子は疏肝理気し，胃腸の強化を助ける。

佐薬：陳皮・生姜は理気して脾胃を強化し，外邪を払うのを応援する。

使薬：甘草は諸薬を調和する。

【効能】疏散風寒・理気和中

【臨床応用】本剤は，胃腸が虚弱・憂鬱気虚のものが，カゼを引いた初期によく服用する。症状としては，軽く悪寒・悪風・頭痛・くしゃみや鼻づまり・微熱・食欲不振・胸悶・腹痛・苔薄白・脈浮無力などが見られ，発汗によって病邪を除く。

【日本における参考処方】同処方

● 小青竜湯（『傷寒論』）

本剤は，風寒邪が外犯し，伏飲と結びついて心下を阻滞した状態に使う処方である。

【組成】麻黄9g，桂枝6g，細辛3g，乾姜3g，芍薬9g，五味子3g，半夏9g，炙甘草6g

【解説】

君薬：麻黄・桂枝は発汗解表の効能を持ち，風寒外邪を除く。

臣薬：乾姜・細辛は温肺化飲の効能を持ち，寒飲を温化する。

佐薬：五味子は酸斂で，麻黄と一散一収となって肺気を宣降する。芍薬は桂枝と一緒に営衛を調和し，表邪を発散させながら，陰津の流失を保護する。半夏は祛痰和胃除痞の効能を持ち，湿痰咳嗽・胸痞を治療する。

使薬：炙甘草は益気和中・辛散酸収する。

【効能】解表蠲飲・止咳平喘

【臨床応用】本剤は，辛散温化を主とするが，必ず水寒とともに肺を犯した場合に用いる。悪寒発熱・無汗・喘咳・痰が多くて薄い・あるいは痰飲咳喘・横に寝られない・あるいは体が重くて痛い・頭面や四肢の浮腫・苔白滑・脈浮のものに使われる。心下の水飲が肺を上犯すると，肺気の粛降を阻滞して，咳嗽・呼吸困難などの肺気上逆が生じ，水飲内停による希薄な痰・喘鳴などを伴い，水飲が溢れるために舌苔は潤滑で口渇はない。

ただし，心下の水飲は各所に移動して多彩な症状を引き起こすことがあり，上部で津液の上承を阻むと口渇が，胃気を上逆させると乾嘔・嚥下困難が，脾気を障害すると下痢・腹満が，水道を阻滞すると尿量減少などが現れる。本剤はこうした患者あるいは疑似病例に用いる。

【日本における参考処方】同処方

● 藿香正気散（『太平恵民和剤局方』）

本剤は，「お腹のカゼ」（悪寒・発熱・下痢・吐き気）を治療する処方である。

【組成】藿香9g，紫蘇3g，白芷3g，大腹皮3g，茯苓3g，半夏麹6g，白朮6g，陳皮6g，

厚朴6g，桔梗6g，炙甘草6g，生姜6g，大棗6g

【解説】予防治療（健常者および無症状感染者）の藿香正気散の項を参照。

2．軽症──風熱型

●金花清感顆粒（きん か せいかん か りゅう）（中国でCOVID-19の初期治療に指定された中成薬）

本剤は，COVID-19を治療する基本処方として認定されている。

【組成】金銀花・石膏・麻黄・杏仁・黄芩・連翹・貝母・知母・牛蒡子・青蒿・薄荷・甘草など

【解説】麻杏甘石湯（『傷寒論』）と銀翹散（『温病条弁』）を合方したうえで，青蒿・貝母などを加えた方剤である。

麻黄は肺の宣発機能を調え，石膏は肺熱を清する。麻黄と石膏は相須の関係であり，2つの生薬を配合することで，肺に鬱した熱を清し，喘息を鎮める力が増強される。杏仁は肺気の上逆を降ろして麻黄の薬効を補佐する。甘草は麻黄と石膏の副作用を軽減する。また呼吸の急迫を鎮める作用もある。

金銀花・連翹は軽宣透表・解毒退熱し，荊芥穂・薄荷・淡豆豉で風邪を発散し，桔梗・牛蒡子を使って利咽消腫する。甘草は清熱解毒・利咽に働き，風熱邪を除き，咽痛を軽減する。甘・涼・軽・清の竹葉は上焦の清熱に，蘆根は清熱生津に作用し，他薬を補佐する。

麻杏甘石湯と銀翹散の生薬の以外に使用されている青蒿は虚熱を清する。抗マラリア・解熱薬として，結核の熱・慢性の間欠熱・産褥熱・黄疸・各種神経性熱病などの慢性熱病に対し応用する。

貝母は化痰止咳・清熱散結の作用を持ち，肺癰や肺痿のほか，外感風熱の咳嗽および痰熱の咳嗽，痰が黄色で粘稠である証に用いる。

【効能】辛涼宣肺・清熱解毒・止咳化痰

【臨床応用】本剤は，風邪侵肺・熱毒邪盛証に用いる。発熱・微悪風寒・無汗あるいは汗がすっきりでない・頭痛・鼻づまり・鼻水・口渇・咳嗽，咽痛・咽の発赤，舌がやや紅か紅・舌苔が薄白あるいは薄黄・脈数などに使用される。小児喘息・気管支喘息・扁桃炎などでよく応用される。インフルエンザA（H1N1）に起因する上記の症状を含むすべての種類のインフルエンザに適用される。

天津中医薬大学学長の張伯礼教授を筆頭とする中国各地から武漢に集まった中医チームは，金花清感顆粒と西洋医学治療の比較を行った。現時点の結果は，102例の軽症型または普通型COVID-19患者に対し，重症化率は中医11.8%，西洋医29.4%，解熱時間は中医1.5日，西洋医3日，リンパ細胞の回復率は中医74.5%，西洋医64.7%であった。この結果により，金花清感顆粒がCOVID-19に有効であることを統計学的に示すことができた。

【日本における参考処方】麻杏甘石湯＋銀翹散または清上防風湯・荊芥連翹湯

●蓮花清瘟カプセル（れん か せいうん）（中国でCOVID-19の初期から中期の治療に指定された中成薬）

【組成】連翹・金銀花・麻黄・杏仁・石膏・板藍根・貫衆・魚腥草・藿香・大黄・紅景天・薄荷・甘草など

【解説】麻杏甘石湯（『傷寒論』）と銀翹散（『温病条弁』）を合方したうえで，さらに工夫された方剤である。麻杏甘石湯と銀翹散に含まれる生薬以外に，板藍根・貫衆・魚腥草・藿香・大黄・紅景天などが使用されている。

板藍根は涼血解毒・清利咽喉の効能を持ち，苦寒で下降し，瘟疫熱病の高熱頭痛・大頭瘟（耳下腺炎）の頭額面紅腫（丹毒）や咽喉腫痛（扁桃腺炎）など顔面部の熱毒に適している。

貫衆は清熱解毒・涼血止血の効能を持ち，近年，中国ではインフルエンザや麻疹などの予防薬として応用されている。

魚腥草は日本では十薬と称される。清熱解毒・消癰排膿などの効能を持つ。主に肺癰や肺熱の咳・瘡癰腫毒などの症候で使われる。

大黄は瀉下清熱の効能を持ち，肺熱を大腸か

ら除去する。

　紅景天には免疫力を高める働きがあり、赤血球と酸素の結合を増やし、血液中の酸素濃度を増加させることが研究で明らかにされている。インフルエンザ患者の体質を強化し、回復力を高める目的で用いられている。

　2009年8月21日に行われた「新型インフルエンザに対する中薬の戦略フォーラム」において、北京地壇医院が行った66例の新型インフルエンザ患者に対するタミフルと連花清瘟カプセルの無作為化臨床試験の結果が発表された。それによると、タミフルを使ったグループの入院期間が4.6日であったのに対し、連花清瘟カプセルを使ったグループは4.35日であった。解熱に要する時間も、タミフルの平均2.8日に対して、連花清瘟カプセルは2.13日であり、いずれも統計学的に有意であった。さらに咽の痛みや咳・痰の症状改善に関して、蓮花清瘟カプセルのほうが経過は良好であった。

　中国武漢におけるCOVID-19の使用経験によると、微熱・頭が重いなどのものは金花清感顆粒を、発熱がやや高め・便秘気味のものは蓮花清瘟カプセルが勧められた。

【効能】辛涼清肺・通腑解毒

【臨床応用】本剤は、中国においてCOVID-19の初期から中期に用いている。症状としては、発熱または高熱・筋肉痛・鼻づまり・鼻水・咳・頭痛・咽乾または咽の腫痛・便秘・舌紅・苔薄黄・脈数などに使われる。

【日本における参考処方】麻杏甘石湯＋銀翹散＋大黄甘草湯

3. 膜原型（邪侵膜原）

● 達原飲（『温疫論』）

　本剤は、膜原に伏在した温濁疫邪を開達して湿熱疫を治療する処方である。

【組成】檳榔6g、厚朴3g、草果仁1.5g、知母3g、白芍3g、黄芩3g、甘草1.5g

【解説】膜原について、『重訂通俗傷寒論』（清・俞根初）には「膜なる者は横膈の膜。原なる者

は空隙の処。外は肌腠に通じ、内は胃腑に近く、即ち三焦の関鍵で、内外交界の地である。実は一身之半表半裏である」とあり、「瘟疫邪が半表半裏の膜原に入り、邪正相争するため憎寒壮熱が見られる。瘟邪疫毒が内を侵して裏に入ると、嘔悪・頭痛・煩躁・積粉の如き苔白厚などの穢濁の候が生じる。まさに膜原を開達する辟穢化濁を法とする」とある。

　君薬の厚朴・草果・檳榔子は、辛開苦降により開鬱燥湿・行気破結する。厚朴は除湿散満・降気化痰し、辛香闢穢の草果は伏邪を宣透し、檳榔子は攻下破結し、3薬が共同して膜原に到達して邪を開達させる。苦寒の黄芩を配合して清熱燥湿する。清熱滋陰の知母と斂陰和血の白芍は、温熱の化燥傷陰を防止し、辛温の厚朴・草果・檳榔子の燥烈化燥の弊害を抑制する。甘草は諸薬を調和する。

　全体で膜原を開達して駆邪外出し、祛邪して正気を損傷せず、和解法の範疇に入る。

【効能】開達膜原・闢穢化濁

【臨床応用】本剤は、温熱邪が膜原に侵入する湿熱疫証に用いる。初期に1日1～3回、不安定なつよい悪寒・発熱・熱感の発作があり、数日後発熱・熱感となり、夕方に症状がひどくなる。頭痛・身体痛・胸腹部が痞えて苦しい・吐き気・嘔吐・舌苔白膩で積粉状・脈弦数など。

　温熱疫邪が半表半裏に侵入すると、邪正相争し、悪寒発熱するという半表半裏証の発作が現れる。疫邪の勢いがつよく、直接膜原に侵入するため、表証を経過せずに突然発作が生じるという特徴がある。

　1つは疫病の治療に用いる。もう1つはCOVID-19による初期から中期に移行する際の発熱によく使用される。

【日本における参考処方】茯苓飲合半夏厚朴湯・女神散・九味檳榔湯

● 小柴胡湯（『金匱要略』）

　本剤は和解少陽の主方である。

【組成】柴胡15g、黄芩9g、人参6g、半夏9g、

炙甘草6g，生姜9g，大棗4g

【解説】
君薬：柴胡は軽清昇散により，少陽の気機を通達し，外邪を疏透する。少陽半表の邪熱を取り除く。
臣薬：黄芩は少陽の鬱熱および鬱変した胆火を清する。少陽半裏の鬱熱を取り除く。この2つにより和解少陽し，半表半裏の熱を取り除く。
佐薬：半夏・生姜は辛温で，和胃降逆・散結消痞し，肝気犯胃の吐き気・嘔吐を止め，黄芩とともに辛開苦降に働く。人参・大棗は補中益気する。
使薬：炙甘草は補中益気しながら緩和する。

【効能】和解少陽・疏肝解鬱・補気健脾・和胃止嘔

【臨床応用】本剤は，少陽邪熱による寒熱往来の発熱・心煩嘔吐・胸脇苦満・食欲がないという少陽半表半裏証に対する処方である。発熱・嘔吐・めまい・頭痛・疼痛に対して鎮痛作用および免疫調節作用を持つ。COVID-19における抗線維化作用を持つ。

【日本における参考処方】同処方

● 柴胡桂枝湯（『傷寒論』）

本剤は，カゼの初期症状を伴い，関節痛・吐き気などが現れるときに用いる処方である。

【組成】柴胡5g，半夏4g，黄芩2g，甘草2g，桂皮2g，芍薬2g，大棗2g，人参2g，生姜1g

【解説】
君薬：柴胡は清熱・鎮静作用があり，黄芩は清熱・燥湿の働きを持ち，合わせて半表半裏にある熱邪を払う。
臣薬：半夏・生姜は化痰和胃。芍薬・桂皮は衛気を調和し，気機不利を治す。
佐薬：人参・大棗は脾胃の気を補い，体力を強化する。
使薬：甘草は諸薬を調和する。

【効能】和解少陽・調和栄衛

【臨床応用】本剤は，小柴胡湯と桂枝湯の各半量を取ったもので，太陽経の表証および少陽経の枢機がスムーズに運転できない太陽少陽の合病，栄衛不調の半表半裏証に使う。風邪が体表を侵して数日経った頃に，表証を残したまま，邪気が体内に入り，表と裏の間の経気の流通に支障を来すと，臨床では，発熱・悪寒・頭痛を伴い，関節の疼痛が激しく，吐き気・胃脘部が張って詰まり，腹痛・体力が少し落ちる・舌微紅・苔膩・脈浮また弦などの症状や徴候がみられる。

【日本における参考処方】同処方

中期感染者の治療

中期感染は，COVID-19の病態の転換点を意味する重要な段階である。中医学を併用することで，重症化を阻止し軽症に転化させる効果が期待できる。

1.「三方」

中期の病態の主な病理機序は，湿毒蘊肺・疫毒阻閉と考え，宣肺排毒・祛湿化濁・清熱化痰の治法を用いる。ここでは，疫毒邪盛・正気未傷のCOVID-19の中期感染者を治療する代表的な「三方」を紹介する。

● 清肺排毒湯（COVID-19を治療する「三方」の1つ）

【組成】麻黄9g，杏仁9g，石膏15〜30g，炙甘草6g，桂枝9g，沢瀉9g，猪苓9g，白朮9g，茯苓15g，柴胡16g，黄芩6g，半夏9g，生姜9g，紫苑9g，款冬花9g，射干9g，細辛6g，山薬12g，枳実6g，陳皮6g，藿香9g

【解説】本方は，麻杏甘石湯＋五苓散＋射干麻黄湯＋小柴胡湯から組成されている。

麻杏甘石湯は辛涼宣肺・清肺平喘の効能を持ち，外邪が侵入し，肺熱気閉となった気喘・発熱・痰黄などの外寒裏熱証を治療する名方である。

五苓散は利水滲湿・通陽化気の効能を持ち，水湿が内停し，気化不行となった病態に対応する。COVID-19の病因を湿疫毒の侵入と考え，初期の段階から利水化湿剤を併用することで，湿邪の粘滞重濁の特徴による身体の倦怠感・胃腸症状・膩苔を改善できる。

射干麻黄湯は小青竜湯の加減方で，温肺化飲・

止咳平喘の効能を持ち，痰飲による咳嗽・喘息・痰鳴を治療する。祛痰により呼吸不利の肺気閉阻の状態を解決する。

小柴胡湯は，邪気が半表半裏にある少陽証に用いる主方で，和解少陽・扶正祛邪の効能を持ち，特に持続する寒熱往来の発熱・胸脇苦満・口苦（味覚障害など）・食欲不振などの症状を治療する。初期肺炎の起因が，寒湿邪気が膜原に侵入した場合に対応する。さらに方中には，芳香性に優れた藿香を配合しては辛散避濁の効能によって寒湿疫気を除去する効果が期待できる。

湿濁邪毒は陽気を停滞させるため，理気の枳実と陳皮を併用する。寒湿疫毒の邪気が体内の陽気を損傷するため，健脾益気の山薬を加えている。

【効能】宣肺透邪・清熱排毒・利水化痰

【臨床応用】本方は，疫毒蘊肺・湿濁痰阻証に用いる。疫毒湿濁邪が肺を閉阻するコロナウイルス肺炎を治療する基本処方となり，初期から重症に幅広く応用できる。特に発熱・倦怠・痰多・咳嗽・気急・胸悶・吐き気・下痢・苔膩に適する。肺の画像を改善する効果が期待できる。

【使用方法】1日1袋，連続7日間を服用する。

【日本における参考処方】麻杏甘石湯＋五苓散＋小青竜湯＋小柴胡湯＋香蘇散

● 化湿敗毒湯（かしつはいどくとう）（COVID-19を治療する「三方」の1つ）

【組成】麻黄9ｇ，藿香9ｇ，杏仁9ｇ，石膏15〜30ｇ，半夏9ｇ，厚朴9ｇ，蒼朮9ｇ，草果4ｇ，茯苓9ｇ，生黄耆9ｇ，赤芍薬9ｇ，葶藶子9ｇ，生大黄9ｇ，甘草6ｇ（※参考量）

【解説】処方中の麻杏甘石湯は，辛涼宣肺・清肺平喘の効能を持ち，外邪侵入による肺熱気閉の気喘・発熱・痰黄などの外寒裏熱証を治療する。藿香・厚朴・蒼朮・草果・半夏・茯苓は，中焦寒湿による湿濁鬱伏の倦怠感・苔膩・味覚障害・吐き気・食欲不振を治療する。特に蒼朮は芳香性に優れ，粘滞の湿濁疫毒を除去する。草果は燥湿散寒・除痰できるため，マラリアなどの温

疫病に対する治療効果が期待できる。大黄甘草湯は清熱通便の効能を持ち，肺と表裏関係を持つ大腸を通じさせて肺熱を除去する。葶藶子は辛散苦泄でき，肺気実を瀉し，肺気水熱の壅滞気喘を治療する。赤芍薬は清熱・涼血・散瘀の効能を持ち，熱毒が血分に深く侵入しないように血熱を治療しながら，肺絡の瘀滞を改善する。黄耆は補気作用に優れ，疫毒に抵抗できる正気を助け，湿疫毒による陽気の閉阻と損傷を防ぐ。

【効能】宣肺化湿・排毒避濁

【臨床応用】本方は，疫毒蘊肺・湿阻気閉証に用いる。祛湿化濁作用に優れているため，湿毒疫邪が強いときに応用できる。発熱・重怠い・咳嗽・吐き気・便秘・苦膩に適する。初期から重症の諸症状を改善する。

【使用方法】1日1袋，連続7日間（あるいは苔が綺麗になるまで）服用する。

【日本における参考処方】麻杏甘石湯＋平胃散＋大黄甘草湯

● 宣肺敗毒湯（せんはいはいどくとう）（COVID-19を治療する「三方」の1つ）

【組成】麻黄9ｇ，杏仁9ｇ，石膏15〜30ｇ，薏苡仁12ｇ，蒼朮9ｇ，藿香9ｇ，青蒿9ｇ，虎杖9ｇ，馬鞭草9ｇ，芦根12ｇ，葶藶子9ｇ，化橘紅9ｇ，生甘草6ｇ（※参考量）

【解説】処方中の麻杏甘石湯は，辛涼宣肺・清肺平喘の効能を持ち，外邪侵入による肺熱気閉の気喘・発熱・黄痰などの外寒裏熱証を治療する。薏苡仁・蒼朮・藿香・蒼朮・化橘紅（陳皮）は，中焦に湿濁が鬱伏したことによる苔膩・味覚障害・吐き気・食欲不振を治療する。薏苡仁は微寒性で，湿邪の化熱を防ぎながら，排膿作用に優れており，清肺祛痰の芦根・葶藶子とともに肺の痰濁を排除し，肺の症状を軽減する。青蒿は芳香透散の特徴を持ち，陰血分に深く入った温熱邪を外へ発散させる。発熱を治療する効果が高く，マラリアを治療する名薬でもある。虎杖は風湿を除去しながら湿蘊化熱の状態を治療し，解毒破瘀の効能も持つため，血絡瘀毒の状

表2　「三方」の比較

項目	清肺排毒湯	化湿敗毒湯	宣肺敗毒湯
効能	宣肺透邪・清熱排毒・利水化痰	宣肺化湿・排毒避濁	宣肺化湿・清熱透邪・瀉肺解毒
効能の特徴	COVID-19の基本処方	湿濁が強いCOVID-19	湿毒化熱のCOVID-19
応用の特徴	疫毒蘊肺・湿濁痰阻証の発熱，倦怠，痰多，咳嗽，気急，胸悶，吐き気，下痢，苔膩に適する。初期から重症に用いる。肺の画像を改善する。	疫毒蘊肺・湿阻気閉証の発熱，重怠い，咳嗽，吐き気，便秘，苔膩に適する。初期から重症に用いる。諸症状を改善する。	疫毒蘊肺・湿熱内蘊証の発熱，咳嗽，黄痰，舌紅，苔黄膩に適する。初期から中期に用いる。重症化を阻止する

態を防ぐ。さらに抗ウイルスの効能も期待できる。馬鞭草は活血通経・利水解毒の効能を持ち，瘀水停滞の熱毒を治療する。

【効能】宣肺化湿・清熱透邪・瀉肺解毒

【臨床応用】本方は，疫毒蘊肺・湿熱内蘊証に用いる。清熱解毒の効能に優れ，湿毒化熱による発熱・咳嗽・黄痰・舌紅・苔黄膩など，湿熱毒邪が肺に蘊結する場合に適する。初期から中期の使用は重症化を阻止する効果が期待できる。

【使用方法】1日1袋，連続7日間服用する。

【加減】（入手できないときの参考薬）：射干は「桔梗9g，紫花地丁6g，魚腥草9g」に，虎杖は「金銀花9g，蒲公英9g」に，馬鞭草は「金銀花9g，連翹9g」に，葶藶子は「車前子9g」で代用できる。

【日本における参考処方】麻杏甘石湯＋麻杏薏甘湯＋平胃散＋竹筎温胆湯

2. 寒化型

寒邪は，外部からの疾病の原因である六淫の1つで，体が冷えている状態を指す。これは，体内の陽気によって維持されている体温が，陽気が障害されたことによる。このため気血の流れを妨げ，疼痛症状を起こすとともに，脾胃も障害しやすくなり腹痛や下痢を起こす。

湿邪も外部からの疾病の原因である六淫の1つで，体外の湿気の強さにより，体表・関節・筋肉が侵され，四肢倦怠・軽い浮腫・だるい痛みなどを起こす。また体内で湿気が胃腸に停留し，水分代謝が悪くなることにより渋り腹や泥状便などを起こす。

寒と湿が結合すると寒湿の外邪となり，経絡に侵入すると，経絡の流通が阻害されて痛む寒湿瘀阻が現れる。COVID-19では，寒湿邪が表から体内に侵入し，肺をはじめ，さらに湿邪が中焦の脾胃を犯して，胃腸症状を呈することがしばしばみられる。さらに寒の極まりによって胸痛などの症状を認めることもある。

以下，解表温裏・活血の処方をいくつか紹介する。

●麻黄附子細辛湯（『傷寒論』）

本剤は，カゼの引きはじめの悪寒・微熱・頭痛を治す処方である。

【組成】麻黄5g，細辛3g，附子3g（先煎）

【解説】

君薬：麻黄は辛温で発汗解表，附子は辛熱で散寒助陽し，ともに君薬である。表寒と裏寒を合わせて除祛する。

佐薬：細辛は麻黄の発汗解表と，附子の温経散寒を助ける。全体的に陽気を損なわずに扶正する。

【効能】助陽解表

【臨床応用】本剤は陽虚・風寒表症に用いる。悪寒・発熱・無汗・頭痛は風寒表証の症状であり，発熱は軽度で，悪寒が強い。陽虚によって正気が表に向かう勢いが乏しいため，表証がありながら冷え・脈沈である。舌質淡・舌苔白。COVID-19は高熱が出るまで4,5日微熱が続くといわれている。

【日本における参考処方】同処方

●**理中湯**（『傷寒論』）

　本剤は，お腹の冷えによる食欲不振・腹痛・嘔吐を改善する処方である。

【組成】人参 6 g，乾姜 6 g，炙甘草 6 g，白朮 9 g

【解説】

君薬：乾姜は中焦を温め，清陽な気を高めて，裏寒を除く，濁陰が下降せず上逆する嘔吐を止める。

臣薬：人参は脾胃の陽気を補って，消化力を高め，運化不足を改善し，補気摂血にも働く。

佐薬：白朮は甘温で，健脾燥湿によって人参を助ける。

使薬：炙甘草は益気和中し，諸薬を調和する。

【効能】温中散寒

【臨床応用】本剤は脾胃虚寒証に用いる。食欲不振・口渇がない・水様便・嘔吐・腹の鈍痛・温めると軽減する。四肢の冷え・舌質胖大・舌苔白滑・脈沈・遅・無力。今回のCOVID-19では中焦の裏寒で嘔吐を呈するものに使われる。

【日本における参考処方】同処方（＝人参湯）

●**三拗湯**（『太平恵民和剤局方』）

　本剤は，喘息様の咳・痰絡みを治す処方である。

【成分】麻黄 15 g，杏仁 15 g，甘草 15 g，生姜

【解説】

君薬：麻黄は発汗解表し，衛陽を宣通して肺気を宣発する。

佐薬：杏仁は宣肺降気し，止咳平喘する。

使薬：甘草・生姜で諸薬を調和し，風寒を除去する。

【効能】宣肺平喘・止咳・解表

【臨床応用】本剤は，外感風寒証の肺気不宣に用いる。咳嗽・呼吸困難・痰が多い・鼻閉・嗄声が主体のもの。汗が出ない・口渇しない・苔白・脈浮。COVID-19は進行すると肺を犯すが，喘息様の咳を呈するときに用いる。

【日本における参考処方】麻杏甘石湯

●**平胃散**（『太平恵民和剤局方』）

　本剤は，胃が痞え，体が重だるい症状を改善

する処方である。

【成分】蒼朮 15 g，厚朴 9 g，陳皮 9 g，甘草 4 g，大棗 6 g，生姜 6 g

【解説】

君薬：蒼朮は苦温燥湿・湿運脾し，湿邪の中陽困阻を改善する。

臣薬：厚朴は行気化湿・消脹除満に働く。

佐薬：陳皮は理気化湿し，蒼朮を助ける。

使薬：甘草・大棗・生姜は，諸薬を調和する。

【効能】燥湿温脾・行気和胃

【臨床応用】湿困脾胃証に用いる。腹満・胃の痞え・食欲不振・味がしない，吐き気・嘔吐，四肢がだるい・下痢傾向・舌苔白膩・脈緩。COVID-19の感染者の湿邪が水毒として気機を阻滞させないように用いる。

【日本における参考処方】同処方

●**麻杏薏甘湯**（『金匱要略』）

　本剤は，風邪と湿邪が病因となって生じる外感風湿の身体疼痛・発熱の症状を治療する処方である。

【組成】麻黄 3 g，杏仁 3 g，薏苡仁 3 g，炙甘草 3 g

【解説】

君薬：薏苡仁は滲湿薬であり，経絡に停滞している風邪や湿邪を除去する。

臣薬：少量の麻黄は腠理を開き，鬱滞している外邪を外へ追い出し，風邪と湿邪を汗とともに除去する。本剤は強い発汗剤ではなく，わずかな発汗によって邪気を除去する。

佐薬：杏仁は降肺の効能を持ち，宣肺の麻黄と配合して，肺気の宣降機能を改善しながら，肺の通調水道機能を調え，表の水湿を取り除く。

使薬：炙甘草は脾気を補益することによって脾の水湿運化機能を促進する。原文では，麻黄の倍量にあたる炙甘草を用いて麻黄の発汗過度を抑制している。

【効能】発汗解表・祛風利湿

【臨床応用】本剤は外感風湿証に用いる。風湿外邪が体表に侵入し，鬱滞する病証である。外

感風湿証の初期症状の身体疼痛・発熱・苔膩などに用いる。寒湿外邪の侵入と関連するCOVID-19の全身倦怠感に本剤を併用することが考えられる。

【日本における参考処方】同処方

● 麻黄加朮湯 （『金匱要略』）

太陽病期の実証の麻黄湯証で，疼痛の程度が強く，小便不利の場合に用いられる。水毒のある人で体が痛い場合は，麻黄加朮湯を与える。

【成分】麻黄9g，桂枝6g，炙甘草3g，杏仁9g，白朮9g

【解説】本剤は，麻黄湯加白朮によって組成されている。麻黄は表裏の汗を出すが，白朮によって健脾除湿の効果が期待できる。

君薬：麻黄は肺経の主薬で，発汗散寒で汗を出すとよい。また宣肺平喘で，咳・喘息・呼吸困難に使用する。

臣薬：白朮は健脾祛湿で湿を取り除く。麻黄と合わせて，COVID-19の寒化による喘息・咳・痰・体の重痛といった湿家身煩痛を治す。

佐薬：桂枝は温経散寒で，麻黄と合わせて発汗解表し，体痛を取り除く。杏仁は肺気を粛降し，大腸を通利する。麻黄と合わせ，一散一降で，肺気を発散し平喘する。

使薬：炙甘草は，麻黄・桂枝の辛味を緩和する。

寒湿の邪が襲表して経気を阻滞すると，つよい体痛・無汗を呈する。麻黄湯で辛散し，健脾祛湿の白朮を加えて発散を抑制するとともに祛湿をつよめ，「微しく汗に似る」汗をかかせて寒湿を除く。

【効能】発汗・解表・除湿

【臨床応用】本剤は，寒邪と湿邪が病因となって生じる外感寒湿・寒湿痺に用いる。風寒湿邪の侵入による悪寒発熱・身体煩疼・無汗不渇・飲食無味・浮腫・関節冷痛・苔白膩・脈浮緊のものに用いる処方である。寒湿外邪の侵入と関連するCOVID-19による全身倦怠感と関節痛に本剤を併用することが考えられる。

【注意事項】有汗のものには適さない。

【日本における参考処方】麻黄湯・越婢加朮湯

● 厚朴三物湯 （『金匱要略』）

本剤は，『金匱要略』腹満寒疝宿食病篇に記載されており，実熱内積や気滞による腹部の張りや痛み，大便不通を治療する処方である。

【組成】厚朴8g，大黄4g，枳実3.5g

【解説】本剤は，裏実気滞の腹痛・便秘に用いられる。

君薬：厚朴は行気寛脹で，枳実との組み合わせによって行気除満止痛する。

臣薬：大黄は腑気を流して便通をよくする。

佐薬：枳実は下気消痞する。

【効能】行気除満・去積通便

【臨床応用】本剤は，裏実気滞の腹痛，便秘証を治療する。COVID-19には通腑瀉毒を配合することが強調されるため，本剤を用いる。

【日本における参考処方】厚朴三物湯・厚朴大黄湯・小承気湯・大黄甘草湯・大承気湯

『金匱要略』には厚朴三物湯・厚朴大黄湯があり，小承気湯と同じく厚朴・枳実・大棗の3薬からなっている。ただし，それぞれの薬味の分量が異なり，適用にも違いがある。

3. 熱化型

● 麻杏甘石湯 （『傷寒論』）

本剤は，『傷寒論』太陽病篇に記載されており，外邪侵入による肺熱咳嗽・喘息を治療する処方である。

【組成】麻黄6g，杏仁9g，石膏24g，炙甘草6g

【解説】

君薬：石膏は大寒薬であり，肺胃熱盛の裏熱を清泄する。甘寒の薬性は津液を生むことができ，熱盛傷津を防ぐ。

臣薬：麻黄は発汗散寒・宣肺平喘作用が強く，外邪侵入による腠理肌閉の表寒証と，肺気不宣の気喘・喘息を治療する。

佐薬：杏仁は苦降の特性によって肺の粛降機能を調節し，宣肺の麻黄と一宣一降で，肺気の宣粛機能を改善して，咳嗽・喘息を止める。

使薬：炙甘草によって胃気を保護し，甘味の甘草と寒性の石膏の併用で，津液を生むこともできる。

【効能】辛涼宣肺・清肺平喘

【臨床応用】本剤は，外感風邪（風寒あるいは風熱）・化熱犯肺証に用いる。外邪が体表に侵入して，肺熱盛を引き起こした表閉裏熱の病証である。肺熱壅滞の発熱・悪寒・舌苔薄白あるいは黄苔，肺失宣降の咳嗽・喘息，気急が見られる感冒・急性気管支炎・肺炎などを治療する。外邪が肺を閉塞するCOVID-19の初期症状から使用する主方である。

【日本における参考処方】同処方

● 五虎湯（『万病回春』）

本剤は，体力があるもので，発熱・咳・喘息・痰が多い症状を治す処方である。

【成分】石膏 10ｇ，杏仁 4ｇ，麻黄 4ｇ，桑白皮 3ｇ，甘草 2ｇ

【解説】

君薬：麻黄は肺気を宣発して咳喘を抑え，熱を発散する。

臣薬：石膏・桑白皮は肺にある実熱を下げる。桑白皮は肺の痰水を瀉泄する。

佐薬：杏仁は化痰し，肺気を降して止咳平喘作用を増強する。

使薬：甘草は益気和中であり，石膏を助けて生津止渇の効果を強化する。

【効能】清肺化痰・止咳平喘

【臨床応用】本剤は，麻杏甘石湯に桑白皮が加わった処方である。風熱が肺を侵す，あるいは寒邪が裏に入って熱に転化する痰熱壅肺・気逆咳喘証に使う。普段の体質が強壮なものが外邪を受けると，この実証が発生しやすい。臨床では，発熱か高熱・多汗・咳・喘息・痰が多く黄色で粘稠・口が渇く・胸痛・便秘・舌紅・苔黄乾・脈滑数の場合に用いる。

【日本における参考処方】同処方

● 宣白承気湯（『温病条弁』）

【組成】石膏 15ｇ，大黄 9ｇ，杏仁 6ｇ，栝楼皮 4.5ｇ

【解説】肺と大腸の同病であり，痰熱が肺気を阻滞して肺気が下降しないために大腸腑気が通じず，腑実熱結となって肺を上迫するため肺気腑降を引き起こし，悪循環を形成している。腸胃で熱邪が燥屎と結しているため，潮熱・便秘を呈し，肺に痰熱の壅滞があるため痰が多く，詰まり，喘鳴を伴い，肺気不降のために呼吸困難・胸苦しいなどがみられる。

君薬：石膏は清熱によって脾胃の熱を清泄する。

臣薬：大黄は清熱瀉下で熱結を攻下する。

佐薬：杏仁は宣肺・潤腸によって清化熱痰する。

使薬：栝楼皮は理気で熱痰を除去する。

【効能】攻下熱結・宣肺化痰

【臨床応用】本剤は，陽明胃腸裏実証を治療する処方である。腑気不通・痰壅胸中の呼吸気喘・気急・胸悶・潮熱・便秘の症状に適する。臨床では，喘息・急性肺炎・慢性肺炎・結核を治療する。COVID-19の痰熱壅肺・熱結便秘のときに使用できる。

【日本における参考処方】白虎加人参湯・小柴胡湯加桔梗石膏・辛夷清肺湯

● 辛夷清肺湯（『外科正宗』）

本剤は，発熱を伴い，鼻づまり・咳・痰が黄色く量が多いなどを治療する処方である。

【組成】石膏 5ｇ，麦門冬 5ｇ，黄芩 3ｇ，山梔子 3ｇ，知母 3ｇ，百合 3ｇ，辛夷 2ｇ，枇杷葉 2ｇ，升麻 1ｇ

【解説】

君薬：黄芩は上焦の肺熱と湿邪を取り除く。

臣薬：辛夷は風邪による頭痛・鼻づまりを治し，枇杷葉・百合・麦門冬は上気道を潤して咳を止めるように働きかけ，肺の宣発機能をスムーズにさせる。

佐薬：知母は肺胃の実熱を取り除き，石膏・山梔子は体を冷やし，悪い熱を取り除く働きがあり，黄芩の清熱の効果を強める役割を持つ。

使薬：升麻は発汗を進めて毒邪を体外に出し，諸薬の力を上焦に集中させる。

【効能】清肺胃熱・通竅解毒

【臨床応用】本剤は，肺胃に熱がある肺胃鬱熱・

肺竅閉塞証に使用し，清実熱剤に分類される。外から風邪が侵入し，肺胃に熱が生じ，肺竅が閉ざされる。臨床では，咳・痰が黄色く量が多い・鼻づまり・舌尖紅・苔乾また膩・脈滑数がよく見られ，慢性鼻炎・蓄膿症・肺炎の治療に使用される。

【日本における参考処方】 同処方

● 柴陥湯 （『医学入門』）

本剤は，発熱と悪寒が交互に現れ，胸痛・痰が切れにくい・食欲不振に使う処方である。

【組成】 柴胡5g，半夏5g，黄芩3g，大棗3g，人参2g，黄連1.5g，甘草1.5g，生姜1g，栝楼仁3g

【解説】

君薬：半夏・栝楼仁・柴胡は痰を溶かして，咳を鎮め，胸部の満悶感を払う。

臣薬：黄芩・黄連は清熱・燥湿して，上焦・中焦の熱を取り除く。

佐薬：人参・大棗は益気して化痰作用を助ける。

使薬：生姜・甘草は調胃和中し，諸薬を調和する。

【効能】 化痰清熱・寛胸散結

【臨床応用】 本剤は，小柴胡湯と小陥胸湯の合方である。平素から体内に湿邪が多く，熱邪と結び，肺胃で熱痰が生じて溜り，上焦・中焦の気機が不利となった痰熱互結・胸腹気鬱の少陽証に使う。臨床では，発熱と悪寒が交互に現れ，口舌乾燥・激しい咳・痰が切れにくい・胸痛，みぞおちの痞え感・押さえると痛む，唾液に苦味を感じ粘稠・食欲不振・舌苔黄膩・脈弦滑数などがよく見られる。

【日本における参考処方】 同処方

● 千金葦茎湯 （『金匱要略』）

本剤は，『金匱要略』の附方で，肺癰成膿が見られる肺膿瘍・気管支炎・肺炎などの病証を治療する処方である。

【組成】 葦茎（芦根）30g，薏苡仁9g，冬瓜仁9g，桃仁9g

【解説】

君薬：大量の葦茎（芦根で代用）は，清肺熱・利小便の効能を持ち，肺熱毒蘊を尿から清泄する。

臣薬：薏苡仁・冬瓜仁は除湿排膿の効能に優れ，肺癰（内癰）を排膿させる。

佐薬：桃仁は活血祛瘀の効能を持ち，肺絡の瘀熱を除去する。

【効能】 清肺化痰・逐瘀排膿

【臨床応用】 本剤は，肺熱痰瘀による肺癰証に用いる。風熱邪気が肺衛を犯したときの咳・発熱，肺熱痰結による心胸煩満，咳が肺絡を傷つけた肺絡不通，気滞血瘀の胸痛，瘀血肉腐により形成された黄痰，腥臭の膿血痰の肺癰病証を治療する名方である。肺癰は主に肺膿瘍を意味するが，臨床では肺熱に属する膿血痰が見られる気管支炎・肺炎の治療に配合する。COVID-19の痰壅気閉の症状を軽減する効果が期待できる。

【日本における参考処方】 桔梗湯＋腸癰湯（薏苡仁・冬瓜仁・桃仁・牡丹皮）

● 葶藶大棗瀉肺湯 （『金匱要略』）

本剤は，『金匱要略』のなかで肺癰の初期を治療する処方である。

【組成】 葶藶子9g，大棗12枚

【解説】

君薬：葶藶子は苦寒滑利の薬性を持ち，肺気を開泄しながら肺の痰水を瀉し，肺中実邪を急速に瀉泄する。

佐薬：葶藶子の強い薬性は，正気を損傷する恐れがあるため，甘温安中の大棗を併用して葶藶子の薬性を緩和する。祛邪しても正気を傷つけない。

本剤は，辛解苦降・消痰逐邪・解泄肺気の効能により，肺気を解泄宣降させ，気喘・気急を改善する。

【効能】 利水祛痰・瀉肺平喘

【臨床応用】 本剤は，風熱痰毒による肺癰初期証に用いる。痰水壅肺による肺癰（肺膿瘍）・肺炎・胸膜炎・胸水などの肺疾患の痰多・気喘・咳嗽・胸満の症状を治療する。また本剤は，痰飲が胸に停留する支飲や浮腫も治療するため，

COVID-19 の分泌物が多い呼吸困難・嗅覚障害・鼻水に併用できる。

【日本における参考処方】柴苓湯・清肺湯

●清胆湯（『急腹症方薬新解』）
せいたんとう

【組成】北柴胡 15 g，黄芩 15 g，山梔子 15 g，鬱金 15 g，枳殻 15 g，大黄 15 g，金銀花 25 g，茵蔯蒿 25 g，金銭草 25 g，黄連 10 g

【解説】柴胡・枳殻・鬱金は疏肝理気解鬱する。黄芩・山梔子・黄連は肝胆湿熱を清泄する。茵蔯蒿・金銭草は利胆排石し，金銀花は清熱解毒し，大黄は通裏攻下し，ともに肝胆気鬱の症状や湿熱を取り除く。

君薬：柴胡は解表退熱・疏肝解鬱，金銭草は肝胆火熱を清泄し，利胆排尿する。

臣薬：枳殻は行気除脹，鬱金は行気活血で肝鬱胸痛に使用する。茵蔯蒿は肝胆火熱を清泄する。

佐薬：山梔子と金銀花は，清熱泄火・涼血解毒で熱証によく使用する。

使薬：大黄は瀉熱排便によって熱毒を便から排泄する。

【効能】理気開鬱・利胆通腑

【臨床応用】急性胆道感染症・急性硬化性胆肝炎を治療する。COVID-19 による急性腹症に用いられる。

【日本における参考処方】竹筎温胆湯・清肺湯・柴朴湯

●竹筎温胆湯（『万病回春』）
ちくじょうんたんとう

本剤は，疫病の回復期に，不安・煩躁・咳・痰が多い・不眠を改善する処方である。

【組成】柴胡・竹筎・茯苓・麦門冬・陳皮・枳実・黄連・甘草・半夏・香附子）・生姜・桔梗・人参

【解説】
君薬：半夏と竹筎は一温一涼で，ともに化痰止嘔の力を持つ。そのうえに，半夏が和胃，竹筎が清熱の力をそれぞれ持つ。

臣薬：柴胡・陳皮・枳実・香附子・桔梗は肝胆の気機を全般的に調節でき，消痰も補佐する。

佐薬：人参・茯苓・麦門冬は気陰の不足を補い，

黄連は熱を除く。

使薬：生姜・甘草は諸薬を調和し，生姜が半夏の毒性を和らげる役割もある。

【効能】化痰理気・利胆和胃

【臨床応用】本剤は，小柴胡湯と温胆湯の加減方である。疫病の回復期や，心理的緊張・神経が細いといった気滞痰結・胆胃不和のものによく使用される。病気の経過が長引く，あるいは肝気の疏泄が不調となると，脾胃の消化・吸収がうまくいかなくなり，余分な水分が肺や胃の働きを妨げ痰が生じ，肝失疏泄・胆胃不和が生じる。臨床では，心悸不安・煩躁・めまい・咳や痰が多い・吐き気・夢が多く安眠ができない・苔白膩・脈弦滑などの症状に適用する。

【日本における参考処方】同処方

●甘露消毒丹（『温熱経緯』）
かんろしょうどくたん

本剤は，主に湿温・時疫の邪が気分にある湿熱併重を治す処方である。

【組成】滑石 450 g，茵蔯蒿 330 g，黄芩 300 g，石菖蒲 180 g，貝母・木通各 150 g，藿香・射干・連翹・薄荷・白豆蔲各 120 g

【解説】
君薬：滑石は清利湿熱・解暑する。

臣薬：茵蔯蒿・木通は，ともに清熱利湿・退黄する。黄芩は清熱解毒・燥湿・上焦の湿熱を取る。

佐薬：石菖蒲・白豆蔲・藿香は芳香化濁・行気悦脾する。射干・貝母は降肺気・利咽喉。連翹は清熱解毒する。

使薬：薄荷は芳香化濁する。

【用法】散剤にして 1 日 2 回，毎回 9 g を服用。

【効能】利湿化濁・清熱解毒

【臨床応用】湿温時疫や邪が気分にある湿熱併重を治す。湿熱互結から，発熱困倦・胸悶腹脹・肢酸咽腫・身黄・頤腫口渇・小便短赤・吐瀉・淋濁・舌苔淡白あるいは厚膩あるいは乾黄。COVID-19 感染者，特に身熱倦怠・肢体酸楚・咽蔽腫痛の症状があるものに，このような化湿濁・清毒熱・泄肺熱の効能のものを用いて湿熱時疫を治療する。

【日本における参考処方】 茵蔯蒿湯・清肺湯

4. 血瘀絡滞型

●血府逐瘀湯（『医林改錯』）
けっ ぷ ちく お とう

本剤は，主に血瘀の諸症状を治す処方である。

【組成】 桃仁 12g，紅花 9g，当帰 9g，生地黄 9g，川芎 5g，赤芍 6g，牛膝 9g，桔梗 5g，柴胡 3g，枳殻 6g，炙甘草 3g。

【解説】

君薬：桃仁と紅花は，ともに活血・破血祛瘀，桃仁はさらに潤燥する。

臣薬：赤芍と川芎は活血を助ける。牛膝は引血下行・止痛する。

佐薬：生地黄と当帰は養血益陰・清熱活血する。桔梗と枳殻は一升一降で，「気行れば血は行る」の効能を持つ。

使薬：甘草は諸薬を調和する。

【効能】 活血祛瘀・行気止痛

【臨床応用】 胸中血瘀・血行不通に用いる。瘀血が胸中で気の流れを阻害し，固定性の刺すような痛みがある。イライラ・怒りっぽい・動悸・不眠・口唇がどす黒い・舌質暗で瘀点がある・脈は渋または弦。

【日本における参考処方】 四物湯＋四逆散

重症期感染者の治療

1. 営血熱毒型

COVID-19 の重症期の症状は，温病の温熱邪気が営血に深く入る営血熱盛の病証に相当する。

●清営湯（『温病条弁』）
せいえいとう

本剤は，温熱邪気が営分に深く入る営分証を治療する代表方剤である。

【組成】 犀角 2g（水牛角 9g），生地黄 15g，玄参 9g，麦門冬 9g，金銀花 9g，連翹 6g，竹葉 3g，黄連 5g，丹参 6g

【解説】

君薬：犀角は鹹寒の性味を持ち，営分血分に入

り，営分の熱毒・心熱を清し，発熱・精神症状を解決すると同時に，血絡の出血による瘀血を取り除き涼血散血する。清香の気質を持ち，邪気を透発させる主薬である。現在，犀角は入手できないため水牛角（5倍量）で代用する。

臣薬：邪熱が心包に入るのは営陰の損傷が原因と考えられるため，すみやかに増液湯の玄参・生地黄・麦門冬を用いて養陰清熱し，陰津を救済する。3薬はともに寒涼性のため，主薬の犀角の清営涼血作用を助け，邪熱の伝入を防ぐ。

佐薬：金銀花・連翹・竹葉は気分の熱を冷ますため，邪熱を気分に引導する透熱効果を期待できる。少量の黄連を併用することで心熱を冷まして解毒し，犀角を助ける。

使薬：活血化瘀の丹参を併用することで，脈絡溢血による斑点を治療する。さらに諸薬を心に引経する。

【効能】 清営解毒・透熱養陰

【臨床応用】 本剤は，重症化した感冒・インフルエンザ・扁桃腺炎・肺炎・脳炎・出血性感染症・敗血症・肝炎・膠原病・リウマチ・血液疾患・紫斑病などの熱症状を中心とする疾患を治療する。温熱邪気が営分に深く入る営分証で身熱夜甚（夜間の発熱が高い）で口渇がない。口渇がないのは，邪熱が営分にまで入り込むと営陰（血中の津液）を沸騰させ,血中の津液が上り口を潤すためで，口渇はさほどひどくなくなる。しかし，病態が好転したことを示すものではなく，危険な状態を意味しており，陰津を保護しなければ津液は枯れ果て，亡陰失水となってしまう。心煩躁動・あるいは譫語・狂躁・意識朦朧などの精神的な心不蔵神の症状，皮膚斑点（皮下出血）・舌質紅絳・苔黄乾あるいは裂紋舌・無苔などの症状を治療する。

COVID-19 の重症期感染者の持続的な発熱・意識朦朧などの重症の症状に使用できる。

【日本における参考処方】 清営顆粒

●犀角地黄湯（『温病条弁』）
さいかくじ おうとう

本剤は，熱傷血絡・迫血妄行を治療する方剤

の1つである。

【組成】犀角1.5〜3g（沖服），生地黄30g，芍薬12g，牡丹皮9g

【解説】

君薬：犀角は清心・涼血・解毒するため，血分の熾熱を強く取り除く。

臣薬：生地黄は涼血止血・滋陰清熱する。陰液が増えると熱が自然に下がる。

佐薬：芍薬と牡丹皮は涼血・散瘀する。

【効能】清熱解毒・涼血散瘀

【臨床応用】温熱病における血分の熱毒熾盛によって血熱妄行を呈し，熱傷血絡によって陽絡が傷つくと，血が上に溢れて吐血・衄血が見られる。陰絡が傷つくと，血が下に溢れて便血・尿血が見られる。肌膚に溢れると斑疹が見られる。逐血留瘀によって健忘狂のよう・水を含むが飲まない・胸中煩痛・腹満を自覚・大便が黒くて出やすいなどが現れる。熱犯心営により昏狂譫語・斑色紫黒・舌絳刺状が見られる。

COVID-19の重症期感染者の瘀熱入営に対し，清熱解毒・涼血散瘀によって熱動血分の証を治療する。

【日本における参考処方】虔脩感應丸・感應丸・救心感應丸

● 感應丸（伝承薬）
かんのうがん

本剤は，心理的な緊張や久病によって胃腸の機能が弱くなったことによって現れる心身症に使用する方剤である。

【組成】麝香1mg，沈香末100mg，牛黄20mg，人参末80mg，牛胆10mg，羚羊角末50mg

【解説】

君薬：麝香は開竅醒神によって緊張した心を和らげ，循環促進・興奮・強心する効果がある。

臣薬：牛黄・羚羊角は清熱解毒し，心理安定の作用を持つ。

佐薬：人参・牛胆は体力増強・代謝を改善する。

使薬：沈香は理気止痛し，心神と腎精の交流転換を促す。

【効能】芳香開竅・安神清熱

【臨床応用】本剤は，長期に及ぶ心理的な緊張や久病によって胃腸の機能が弱くなり，心神不安・腎精浮越となった証候に使用される。臨床では，発熱，あるいは熱がなく悪寒，気つけ，不眠，めまい，息切れ，動悸，ひきつけ，胃腸虚弱，消化不良，下痢，失神状態，または小児五疳，夜泣き，舌微紅，苔黄膩に使う。

【日本における参考処方】虔脩感應丸・救心感應丸

● 清瘟敗毒飲（『疫疹一得』）
せいうんはいどくいん

本剤は，瘟疫熱毒・内外氾濫・気血両燔の大熱渇飲，ひどい頭痛・乾嘔狂躁・譫語神糊・視力減退を治す処方である。

【組成】生石膏（大剤180〜240g，中剤60〜120g，小剤24〜36g），生地黄（大剤18〜30g，中剤9〜15g，小剤6〜12g），犀角（大剤18〜24g，中剤9〜15g，小剤6〜12g），黄連（大剤12〜18g，中剤6〜12g，小剤3〜4.5g），山梔子9g，桔梗3g，黄芩9g，知母12g，赤芍12g，玄参24g，連翹15g，生甘草6g，牡丹皮9g，鮮竹葉9g

【解説】本剤は，白虎湯（清熱生律），黄連解毒湯（清熱解毒），犀角地黄湯（清熱解毒・涼血散瘀）を組み合わせて加減したもので，清気・解毒・涼血の効能を持ち，泄火解毒の力が強い。処方中には胃熱を清する生石膏が重用されている。胃は水穀の海であり，十二経絡の気血は胃中の全てであるため，胃熱を清することは則ち十二経絡の火を消すことになる。石膏と知母・甘草を配して清熱して津液を保つ作用がある。さらに連翹・竹葉は軽清宣透する。この清透気は表裏の熱毒を分ける。さらに黄芩・黄連・山梔子（黄連解毒湯）は三焦を通泄し，清泄気は上下に分けて火邪を清す。犀角・生地黄・赤芍・牡丹皮（犀角地黄湯）は涼血養陰・止血散血で，清気涼血解毒して瘀血を養陰することによって血分の熱を清す。以上3方を合用することで，気血両清の作用をさらに強める。この他に，元参・桔梗・甘草・連翹も加えれば咽喉を潤して痛み

を取る。山梔子を加えると清心利尿し，熱を下げる。すべての処方を配合することで，疫毒火邪に対して全身の症状を快方させる。

君薬：石膏は辛甘で清熱し，気分の熱を清泄する。

臣薬：玄参は清熱解毒・涼血瀉火で，温邪入営の諸症に使用する。黄芩・黄連は上焦・中焦の熱を清泄する。犀角・地黄・赤芍・牡丹皮は血分の熱毒を清解する。連翹・鮮竹葉は宣透外達させる。

佐薬：山梔子は三焦に働き，桔梗は肺気を開き，諸薬を上行させ，知母は肺熱咳嗽に対して滋陰降火する。

使薬：甘草は諸薬を調和する。

【効能】清熱解毒・涼血瀉火

【臨床応用】本剤は，瘟疫熱毒・内外氾濫・気血両燔証を治療する。暑燥疫毒の邪が臓腑経絡に入り，気分と血分の両方を犯し，熱毒が表裏上下に充満している状態の大熱渇飲，ひどい頭痛，乾嘔狂躁，譫語神糊，視力減退に使用する。COVID-19において肺炎だけに留まらず全身に蔓延している危険な状態に使用する。

【注意事項】病状に基づいて薬量を増減すべきである。熱毒が激しい場合は大量投与しなければ効果が得られない。症状が軽い場合は，寒涼が過度になり正気を損傷する。

【日本における参考処方】温清飲・白虎加人参湯

2．気陰損傷型

●生脈散（飲）（『内外傷弁惑論』）
<small>しょうみゃくさん</small>

本剤は，暑熱および久病による気津両傷，あるいは慢性咳嗽による肺の気陰両虚の疲れやすい・動くと汗がでる・痰が少ないから咳などの症状を治療する処方である。

【組成】人参 10 g，麦門冬 15 g，五味子 6 g

【解説】

君薬：人参は甘平で，補肺・大補元気する。不足している気を補益し，固脱作用によって汗の流失を抑え，脈虚弱の根本を治療する。

臣薬：麦門冬は甘寒で，養陰生津・清虚熱・除煩し，体内の陰津を補う肺薬で，乾咳に効果がある。

佐薬：五味子は 5 つの味を持つとされ，優れた酸味によって汗を収斂すると同時に，から咳を止め，麦門冬の止咳作用を強める。

3 薬はいずれも津液を生む作用があり，補気生津の効果を有する。

【効能】益気生津・斂陰生脈止汗

【臨床応用】動悸・息切れ・多汗などの気陰不足，疲労倦怠感・口渇・乾咳・多汗・舌苔少・脈細弱などの気虚を主訴とする気陰両虚の病証に用いる。COVID-19 感染者の重症で，気津両傷，あるいは慢性の咳嗽による肺の気陰両虚に対し，補肺・養心・滋陰を通じて，益気・生津の効を得る。本剤は，心悸・胸悶・気短・発汗・口乾思飲・寝つきにくい・舌淡紅で少津・結脈あるいは代脈の証を治療する。

【日本における参考処方】麦味参顆粒・清暑益気湯・西洋人参

●複脈湯（『温病条弁』）
<small>ふくみゃくとう</small>

本剤は，温病熱邪が久しく留まり真陰を熱灼した，あるいは誤って汗法・下法を使い陰液を大いに傷つけたことによる，神倦瘈瘲・脈気虚弱・舌絳苔少・時に欲脱の段階を治療する方剤である。

【成分】白芍 18 g，阿膠 9 g，亀板 12 g，乾地黄 18 g，麻子仁 6 g，五味子 6 g，牡蛎 12 g，麦門冬 18 g，炙甘草 12 g，鶏子黄 2 個，鼈甲 12 g

【解説】

君薬：鶏子黄と阿膠はいずれも滋陰養液し，内風を熄す。

臣薬：乾地黄・麦門冬・白芍は滋陰柔肝する。亀板・鼈甲は滋陰潜陽する。

佐薬・使薬：麻子仁は養陰潤燥する。牡蛎は平肝潜陽する。五味子・炙甘草は酸甘化陰する。

【効能】滋陰熄風

【臨床応用】本剤を臨床で応用するときは，真陰大虧・虚風内動による神昏瘈瘲・脈気虚弱・舌絳少苔を弁証の要点とする。COVID-19 の重症期の陰液大虧の感染者には味厚滋補の薬を主とし，滋陰養液によって欲過真陰を補填し，内動祛風を平熄する。

附表 1　中国でよく使われる点滴静脈注射液

方剤名	成分	効能	適応症	用法・用量
参麦注射液	紅参・麦門冬・ポリソルベート80	益気固脱養陰生津生脈	COVID-19 の重症，危篤症，全身性炎症反応症候群，毒素性ショック症候群，多臓器不全。気陰両虚型のショック，冠状動脈性心疾患，ウイルス性心筋炎，慢性肺心病，顆粒球減少症。腫瘍患者の免疫機能を高めることができ，化学療法併用時，相乗効果があり，さらに化学療法による副反応を軽減する。	0.9%塩化ナトリウム注射液250ml＋参麦静注液100ml，点滴静脈注射1日2回
参附注射液	人参・炮附片・ポリソルベート80	回陽救逆益気固脱	COVID-19 の重症，危篤症，全身性炎症反応症候群，毒素性ショック症候群，多臓器不全。手足逆冷，頭暈気短，出汗脈微。陽気が脱衰しそうになったショック状態。救急固脱して危急状態をしのぐべきで，大温大補が必要。	0.9%塩化ナトリウム注射液250ml＋参附静注液100ml，点滴静脈注射1日2回
痰熱清注射液	黄芩・熊胆粉・山羊角・金銀花連翹・プロピレングリコール	清熱化痰解毒	COVID-19 の重症，危篤症。発熱または平熱，咳，呼吸が速い，息苦しい，痰は黄色，粘って出しづらい，大便正常か乾燥，舌体紅，舌苔黄粘か乾燥。	0.9%塩化ナトリウム注射液250ml＋痰熱清静注液40ml，点滴静脈注射1日2回
喜炎平注射液	穿心蓮（Andrographolideアンドログラフィスパニクラータ）	清熱化痰解毒		0.9%塩化ナトリウム注射液250ml＋喜炎平静注液100ml，点滴静脈注射1日2回
血必浄注射液	紅花・赤芍・川芎・丹参・当帰・ブドウ糖・ポリソルベート80	化瘀解毒		0.9%塩化ナトリウム注射液250ml＋血必淨静注液100ml，点滴静脈注射1日2回
醒脳静注射液	天然麝香・竜脳・山梔子・鬱金・ポリソルベート80	醒脳開竅涼血行気活血化瘀清熱解毒		0.9%塩化ナトリウム注射液250ml＋醒脳静静注液20ml，点滴静脈注射1日2回

【日本における参考処方】炙甘草湯。

● **参附湯**（『正体類要』）
じん ぶ とう

【組成】人参 9 g，炮附子 6 g

【解説】本剤は，猛烈な補陽気・救暴脱の剤である。救急によく使う。

　純陽剤であるため助火・傷陰・耗血の恐れがある。用量は具体的な病状により加減する。竜骨・牡蛎，あるいは止血薬を適宜加えて固脱の

効果を増強する。

君薬：人参は大補元気で，気虚による危急状態に用いる。

臣薬：炮附子は陽を助けて脈を通暢させ，腎陽を補い亡脱した元陽を回復させる効能がある。

【効能】大補元気・回陽固脱

【臨床応用】陽気暴脱証を治療する。特に手足逆冷・頭暈気短・出汗脈微などの危篤状態に用いる。COVID-19 の最後に見られる血圧降下・呼

吸微弱などの緊急状態に配合する。

【日本における参考処方】人参湯・桂枝加朮附湯・真武湯

● 来複湯（『医学衷中参西録』）
らいふくとう

【組成】山萸肉（去浄核）二両，生竜骨（搗細）一両，生牡蛎（搗細）一両，生杭芍六銭，野台参四銭，甘草（蜜炙）二銭

【解説】本剤は，寒温外感がみられるものに効果があり，病後に回復できないものに用いる。寒熱往来・虚汗淋漓。また熱があっても寒気がしない・汗が出て熱が下がる・意識が低下してコントロールができない状態のときに使用する。喘逆・怔忡・気虚不足によって息が荒くなったときに頓用する。

君薬：山萸肉は補肝腎・渋精気の効能を持ち，虚脱を固渋する。

臣薬：生竜骨は鎮燥安神・斂汗固精する。生牡蛎は斂陰止汗・化痰潜陽する。

佐薬：野台参は大補元気の効能によって気脱を改善し，救逆する。生杭芍は平肝緩急斂陰の効能を持ち，陰脱を改善する。

使薬：甘草は潤肺解毒し，諸薬を調和する。

【効能】固渋止汗・益気斂陰

【臨床応用】大病の後に回復できない人に使う。

【日本における参考処方】牛車腎気丸・十全大補湯・人参養栄湯

回復期の治療

COVID-19 の回復期に入ると，正気不足と同時に，邪気が居残る状態となるため，この時期の処方は，和解少陽・解表の柴胡桂枝湯，さらに益気養肺胃・健脾化湿をよくする六君子湯・生脈散，さらに清熱補陰の竹葉石膏湯などの方剤を用いて機能回復をはかる。

● 六君子湯（『世医得効方』）
りっくんしとう

本剤は，胃のもたれや胸やけ・食欲が不振などのときに使う。

【組成】人参 4 g，白朮 4 g，茯苓 4 g，甘草 1 g，生姜 0.5 g，大棗 2 g，陳皮 2 g，半夏 4 g

【解説】

君薬：人参が主薬で，大補元気し，脾気を保養する。

臣薬：白朮は健脾燥湿によって脾の運化作用を助ける。

佐薬：茯苓は滲湿健脾に働き，白朮と協力して脾を培い，水をコントロールする。さらに生姜・大棗の配合によって胃気を調和する。陳皮は理気健脾と化痰・和胃・止嘔に働く。半夏は燥湿化痰と降逆和中に働き，陳皮・白朮と併用して燥湿化痰と健脾和胃作用を強める。

使薬：甘草は益気和胃。

【効能】補中益気・健脾養胃・化痰行気

【臨床応用】疲れやすい・元気がない・食欲不振・心下部や腹部が痞えて苦しい・泥状〜水様便・顔色が萎黄・舌淡苔白・脈虚などの脾胃気虚を兼ね，吐き気・嘔吐など胃気上逆の症状，さらに脾の運化機能が低下して痰湿を生じる慢性咳や痰が多いなどの症状が現れている証に適用する。

【日本における参考処方】同処方

● 柴胡桂枝湯
さいこけいしとう

COVID-19 で生じる悪寒・発熱などの表証および湿熱・寒熱往来・吐き気・咽乾などの半表半裏の治療に用いる。

【解説】初期感染の「邪侵膜原」の項を参照する。

● 沙参麦冬湯（『温病条弁』）
しゃじんばくどうとう

温熱病の後期で，熱邪が消退して肺胃の津液消耗が残存した状態を治療する処方である。

【成分】沙参 15 g，玉竹 10 g，生甘草 6 g，（冬）桑葉 10 g，麦門冬 15 g（生），扁豆 10 g，天花粉 10 g

【解説】

君薬：処方のなかで，沙参と麦門冬が主薬であり，これらは肺と胃の陰を滋養するとともに，肺胃の虚熱を清する作用も兼ね備えている。

臣薬：玉竹・天花粉は津液を生じて燥を潤す効果がある。

佐薬：生扁豆，使薬の生甘草は胃気を補い脾胃の働きを高める。さらに桑葉を加えることによって燥熱を清する。

　　上記のような中薬の配合により清養肺胃・生津潤燥の効果を発揮する。

【効能】清養肺胃・生津潤燥

【臨床応用】口渇・咽の渇き・舌の乾燥などの邪熱が消退した後の傷津した状態。乾嘔・食欲不振などが見られる胃燥気逆の状態。舌紅・少苔・脈やや数・微熱など胃陰虚による胃熱の状態に用いる。

【日本における参考処方】麦門冬湯

【加減】口渇・咽の渇きなど，津液不足が強い場合は，沙参・玉竹を麦門冬湯に加え，肺胃の陰を養い津液を生じさせる。

　　百合を主薬に，沙参・玉竹を配合している「百潤露」というサプリメントが市販されている。必要な場合は麦門冬湯と合わせて服用するとよい。

●生脈散　（飲）（『内外傷弁惑論』）
しょうみゃくさん

疲れやすい・動くと汗がでる・痰が少ないから咳などの症状を治療する処方である。

【成分】人参10ｇ，麦門冬15ｇ，五味子6ｇ

【解説】重症期の気陰損傷型の生脈散の項を参照する。

●竹葉石膏湯（『傷寒論』）
ちくようせっこうとう

【組成】竹葉6ｇ，石膏50ｇ，人参6ｇ，麦門冬20ｇ，半夏9ｇ，甘草6ｇ，粳米10ｇ

【解説】本剤は，熱病後期で，余熱が残存し，気津両損・胃気不和のため，清熱生津・益気和胃する目的で用いるものである。熱病後期で，高熱は下がったが余熱がまだ残っており，そのため身熱があり，汗が出ても平熱にならない，脈が速い。余熱が残り，心胸煩熱・気短神疲・脈虚数となるのは気虚の特徴である。

君薬：竹葉・石膏は清透気分と余熱・除煩止嘔。

臣薬：人参と麦門冬は補気養陰生津。

佐薬：半夏は和胃降逆止嘔。

使薬：甘草・粳米は健脾養胃。

【効能】清熱生津・益気和胃

【臨床応用】カゼが長引いたもの・インフルエンザ・気管支炎・肺炎・喘息・麻疹などで，咳嗽が激しい・呼吸困難・肺結核・糖尿病で微熱・口渇などの病証に用いる。

【日本における参考処方】同処方

●十全大補湯（『太平恵民和剤局方』）
じゅうぜんだいほとう

本剤は，病後の気血両虚を改善する処方である。

【成分】人参6ｇ，黄耆15ｇ，肉桂3ｇ，白朮（蒼朮）9ｇ，茯苓9ｇ，熟地黄12ｇ，当帰9ｇ，白芍9ｇ，川芎6ｇ，炙甘草3ｇ，生姜2ｇ，大棗2ｇ

【解説】本剤は，気を補う基本方剤の四君子湯と，血を補う基本方剤の四物湯がベースとなる最も代表的な気血双補剤である。四君子湯と四物湯を合わせた八珍湯に，体を内側から温める肉桂と，気を補う黄耆を加え，大棗と生姜を除いたものが十全大補湯である。気血両虚の病態に使用されるが，体を温める生薬が多く配合されていることから，陰陽虚実では陰証で虚証の病態に使用される。

【効能】温補気血

【臨床応用】病後の体力低下・疲労倦怠・食欲不振・貧血・寝汗・手足の冷えの人に使用する。

【日本における参考処方】同処方

参考文献

1) 仝小林院士：新型冠状病毒肺炎中医認識与治療PPT
2) 神戸中医学研究会編著：中医臨床のための方剤学．東洋学術出版社
3) 方剤学（高等医学院校教材）
4) 温病学（高等医学院校教材）
5) 松本克彦編著：今日の医療用漢方製剤理論と解説．メディカルユーコン
6) 龔廷賢緝輯：万病回春．
7) 李冀：方剤学（中医薬類専業用）．高等教育出版社
8) 北京中医医院：実用中医学．北京出版社
9) 菅沼栄著：漢方方剤ハンドブック．東洋学術出版社
10) 医方発揮．遼寧科学技術出版社

分期	症型	中国方剤	成分（単位：g）	日本漢方	成分（単位：g）
予防治療	予防治療	玉屏風散	黄耆18　白朮6　防風6	玉屏風散＊	黄耆6　白朮2　防風2
		補中益気湯	黄耆15　人参（党参）9　白朮9　炙甘草6　当帰9　陳皮6　升麻3　柴胡3	補中益気湯	黄耆4　人参4　蒼朮4　甘草1.5　当帰3　陳皮2　升麻1　柴胡2　大棗2　生姜0.5
		藿香正気散	藿香9　紫蘇3　白芷3　大腹皮3　茯苓3　半夏麴6　白朮6　陳皮6　厚朴6　桔梗6　炙甘草6　生姜6　大棗6	藿香正気散＊	藿香1　紫蘇1　白芷1　大腹皮1　茯苓3　半夏3　白朮3　陳皮2　厚朴2　桔梗1.5　甘草1　生姜1　大棗2
初期感染者の治療	軽症　寒湿型	通治方　寒湿疫方（武漢抗疫1号方）とその加減	生麻黄6　生石膏15　杏仁9　羌活15　葶藶子15　貫衆9　地竜15　徐長卿15　藿香15　佩蘭9　蒼朮15　雲苓45　生白朮30　焦三仙各9　厚朴15　焦檳榔9　煨草果9　生姜15	五虎湯	石膏10　杏仁4　麻黄4　桑白皮3　甘草2
				胃苓湯	厚朴2.5　蒼朮2.5　沢瀉2.5　猪苓2.5　陳皮2.5　白朮2.5　茯苓2.5　桂枝2　生姜1.5　大棗1.5　甘草1
				神秘湯	麻黄5　杏仁4　陳皮2.5　厚朴3　柴胡2　蘇葉1.5　甘草2
				茯苓飲合半夏厚朴湯	茯苓5　蒼朮4　人参3　生姜1　陳皮3　枳実1.5　半夏6　厚朴3　蘇葉2
		神朮散	蒼朮・陳皮・厚朴各1,000　藿香・砂仁・甘草各250	香蘇散	香附子4　蘇葉2　陳皮2　甘草1.5　生姜1
		香蘇散	香附子　蘇葉　陳皮　甘草　生姜	香蘇散	香附子4　蘇葉2　陳皮2　甘草1.5　生姜1
		小青竜湯	麻黄9　桂枝6　細辛3　乾姜3　芍薬9　五味子3　半夏9　炙甘草6	小青竜湯	半夏6　甘草3　桂皮3　五味子3　細辛3　芍薬3　麻黄3　乾姜3
		藿香正気散	藿香9　紫蘇3　白芷3　大腹皮3　茯苓3　半夏麴6　白朮6　陳皮6　厚朴6　桔梗6　炙甘草6　生姜6　大棗6	藿香正気散＊	藿香1　紫蘇1　白芷1　大腹皮1　茯苓3　半夏3　白朮3　陳皮2　厚朴2　桔梗1.5　甘草1　生姜1　大棗2
	軽症　風熱型	金花清感顆粒	金銀花　石膏　麻黄　杏仁　黄芩　連翹　貝母　知母　牛蒡子　青蒿　薄荷　甘草	麻杏甘石湯	麻黄4　杏仁4　甘草2　石膏10
				銀翹散＊	薄荷2.556　牛蒡子2.136　淡豆鼓2.136　金銀花4.26　連翹4.26　淡竹葉1.704　荊芥1.704　桔梗2.556　甘草2.556　羚羊角0.132
				清上防風湯	黄芩2.5　桔梗2.5　山梔子2.5　川芎2.5　浜防風2.5　白芷2.5　連翹2.5　黄連1.0　甘草1.0　枳実1.0　荊芥1.0　薄荷1.0
				荊芥連翹湯	黄芩1.5　黄柏1.5　黄連1.5　桔梗1.5　枳実1.5　荊芥1.5　柴胡1.5　山梔子1.5　地黄1.5　芍薬1.5　川芎1.5　当帰1.5　薄荷1.5　白芷1.5　防風1.5　連翹1.5　甘草1.0

初期感染者の治療	軽症 風熱型	蓮花清瘟カプセル	連翹 金銀花 麻黄 杏仁 石膏 板藍根 貫衆 魚腥草 藿香 大黄 紅景天 薄荷 甘草	麻杏甘石湯	麻黄4 杏仁4 甘草2 石膏10
				銀翹散*	薄荷2.556 牛蒡子2.136 淡豆鼓2.136 金銀花4.26 連翹4.26 淡竹葉1.704 荊芥1.704 桔梗2.556 甘草2.556 羚羊角0.132
				大黄甘草湯	大黄4.0 甘草2.0
	膜原型（邪侵膜原）	達原飲	檳榔6 厚朴3 草果仁1.5 知母3 白芍3 黄芩3 甘草1.5	茯苓飲合半夏厚朴湯	茯苓5 蒼朮4 人参3 生姜1 陳皮3 枳実1.5 半夏6 厚朴3 蘇葉2
				女神散	当帰3 川芎3 蒼朮3 香附子3 桂皮2 黄芩2 人参2 檳榔子2 黄連1 木香1 丁子1 甘草1
				九味檳榔湯	檳榔子4 厚朴3 桂皮3 蘇葉1.5 橘皮3 生姜1 甘草1 木香1 大黄1 呉茱萸1 茯苓3
		小柴胡湯	柴胡15 黄芩9 人参6 半夏9 炙甘草6 生姜9 大棗4	小柴胡湯	柴胡7 半夏5 黄芩3 大棗3 人参3 甘草2 生姜1
		柴胡桂枝湯	柴胡5 半夏4 黄芩2 甘草2 桂皮2 芍薬2 人参2 大棗2 生姜1	柴胡桂枝湯	柴胡5 半夏4 黄芩2 甘草2 桂皮2 芍薬2 人参2 大棗2 生姜1
中期感染者の治療	三方	清肺排毒湯	麻黄9 杏仁9 石膏15～30 炙甘草6 桂枝9 沢瀉9 猪苓9 白朮9 茯苓15 柴胡16 黄芩6 半夏9 生姜9 紫苑9 款冬花9 射干9 細辛6 山薬12 枳実6 陳皮6 藿香9	麻杏甘石湯	麻黄4 杏仁4 甘草2 石膏10
				五苓散	沢瀉4 猪苓3 蒼朮3 茯苓3 桂皮1.5
				小青竜湯	半夏6 甘草3 桂皮3 五味子3 細辛3 芍薬3 麻黄3 乾姜3
				小柴胡湯	柴胡7 半夏5 黄芩3 大棗3 人参3 甘草2 生姜1
				香蘇散	香附子4 蘇葉2 陳皮2 甘草1.5 生姜1
		化湿敗毒湯	麻黄9 藿香9 杏仁9 石膏15～30 半夏9 厚朴9 蒼朮9 草果4 茯苓9 生黄耆9 赤芍薬9 葶藶子9 生大黄9 甘草6	麻杏甘石湯	麻黄4 杏仁4 甘草2 石膏10
				平胃散	蒼朮4 厚朴3 陳皮3 大棗2 甘草1 生姜0.5
				大黄甘草湯	大黄4.0 甘草2.0
		宣肺敗毒湯	麻黄9 杏仁9 石膏15～30 薏苡仁12 蒼朮9 藿香9 青蒿9 虎杖9 馬鞭草9 芦根12 葶藶子9 化橘紅9 生甘草6	麻杏甘石湯	麻黄4 杏仁4 甘草2 石膏10
				麻杏薏甘湯	麻黄4 杏仁3 薏苡仁10 甘草2
				平胃散	蒼朮4 厚朴3 陳皮3 大棗2 甘草1 生姜0.5
				竹筎温胆湯	柴胡3 竹筎3 茯苓3 麦門冬3 陳皮2 枳実2 黄連1 甘草1 半夏5 人参1 香附子2 生姜1 桔梗2

中期感染者の治療	寒化型	麻黄附子細辛湯	麻黄5　細辛3　附子3（先煎）	麻黄附子細辛湯	麻黄4　細辛3　附子末1
		理中湯	人参6　乾姜6　炙甘草6　白朮9	人参湯	人参3　甘草3　蒼朮3　乾姜3
		三拗湯	麻黄15　杏仁15　甘草15　生姜	麻杏甘石湯	麻黄4　杏仁4　甘草2　石膏10
		平胃散	蒼朮15　厚朴9　陳皮9　甘草4　大棗6　生姜6	平胃散	蒼朮4　厚朴3　陳皮3　大棗2　甘草1　生姜0.5
		麻杏薏甘湯	麻黄3　杏仁3　薏苡仁3　炙甘草3	麻杏薏甘湯	麻黄4　杏仁3　薏苡仁10　甘草2
		麻黄加朮湯	麻黄9　桂枝6　炙甘草3　杏仁9　白朮9	麻黄湯	麻黄5　桂皮4　杏仁5　甘草1.5
				越婢加朮湯	石膏8　麻黄6　蒼朮4　大棗3　甘草2　生姜1
		厚朴三物湯	厚朴8　大黄4　枳実3.5	大黄甘草湯	大黄4.0　甘草2.0
				大承気湯	厚朴5　枳実3　大黄2　芒硝1.3
	熱化型	麻杏甘石湯	麻黄6　杏仁9　炙甘草6　石膏24	麻杏甘石湯	麻黄4　杏仁4　甘草2　石膏10
		五虎湯	麻黄4　杏仁4　石膏10　甘草2　桑白皮3	五虎湯	麻黄4　杏仁4　石膏10　甘草2　桑白皮3
		宣白承気湯	石膏15　大黄9　杏仁6　栝楼皮4.5	白虎加人参湯	知母5　石膏15　甘草2　粳米8　人参1.5
				小柴胡湯加桔梗石膏	石膏10　柴胡7　半夏5　黄芩3　桔梗3　大棗3　人参3　甘草2　生姜1
				辛夷清肺湯	石膏5　麦門冬5　黄芩3　山梔子3　知母3　百合3　辛夷2　枇杷葉2　升麻1
		辛夷清肺湯	石膏5　麦門冬5　黄芩3　山梔子3　知母3　百合3　辛夷2　枇杷葉2　升麻1	辛夷清肺湯	石膏5　麦門冬5　黄芩3　山梔子3　知母3　百合3　辛夷2　枇杷葉2　升麻1
		柴陥湯	柴胡5　半夏5　黄芩3　大棗3　人参2　黄連1.5　甘草1.5　生姜1　栝楼仁3	柴陥湯	黄芩3　黄連1.5　栝楼仁3　甘草1.5　柴胡5　生姜1　大棗3　人参2　半夏5
		千金葦茎湯	葦茎（芦根）30　薏苡仁9　冬瓜仁9　桃仁9	桔梗湯	甘草3　桔梗2
				腸癰湯	薏苡仁9　冬瓜子6　牡丹皮4　桃仁5
		葶藶大棗瀉肺湯	葶藶子9　大棗12枚	柴苓湯	柴胡7　沢瀉5　半夏5　黄芩3　蒼朮3　大棗3　猪苓3　人参3　茯苓3　甘草2　桂皮2　生姜1
				清肺湯	当帰3　麦門冬3　茯苓3　黄芩2　桔梗2　杏仁2　山梔子2　桑白皮2　大棗2　陳皮2　天門冬2　貝母2　甘草1　五味子1　生姜1　竹筎2

中期感染者の治療	熱化型	清胆湯	北柴胡15　黄芩15　山梔子15　鬱金15　枳殻15　大黄15　金銀花25　茵蔯25　金銭草25　黄連10	竹筎温胆湯	柴胡3　竹筎3　茯苓3　麦門冬3　陳皮2　枳実2　黄連1　甘草1　半夏5　香附子2　生姜1　桔梗2　人参1
				清肺湯	当帰3　麦門冬3　茯苓3　黄芩2　桔梗2　杏仁2　山梔子2　桑白皮2　大棗2　陳皮2　天門冬2　貝母2　甘草1　五味子1　生姜1　竹筎2
				柴朴湯	柴胡7　半夏5　茯苓5　黄芩3　厚朴3　大棗3　人参3　甘草2　蘇葉2　生姜1
		竹筎温胆湯	柴胡　竹筎　茯苓　麦門冬　陳皮　枳実　黄連　甘草　半夏　香附子　生姜　桔梗　人参	竹筎温胆湯	柴胡3　竹筎3　茯苓3　麦門冬3　陳皮2　枳実2　黄連1　甘草1　半夏5　香附子2　生姜1　桔梗2　人参1
		甘露消毒丹	滑石450　茵蔯蒿330　黄芩300　石菖蒲180　貝母・木通各150　藿香・射干・連翹・薄荷・白豆蔲各120	茵蔯蒿湯	茵蔯蒿4　山梔子3　大黄1
				清肺湯	当帰3　麦門冬3　茯苓3　黄芩2　桔梗2　杏仁2　山梔子2　桑白皮2　大棗2　陳皮2　天門冬2　貝母2　甘草1　五味子1　生姜1　竹筎2
	血瘀絡滞型	血府逐瘀湯	桃仁12　紅花9　当帰9　生地黄9　川芎5　赤芍6　牛膝9　桔梗5　柴胡3　枳殻6　炙甘草3	四物湯	地黄3　芍薬3　川芎3　当帰3
				四逆散	柴胡5　芍薬4　枳実2　甘草1.5
重症期感染者の治療	営血熱毒型	清営湯	犀角2（水牛角9）　生地黄15　玄参9　麦門冬9　金銀花9　連翹6　竹葉3　黄連5　丹参6	清営顆粒*	地黄3　芍薬2　大黄2　黄芩3　牡丹皮3　山梔子0.75
		犀角地黄湯	犀角1.5～3(沖服)　生地黄30　芍薬12　牡丹皮9	虔脩感應丸*	麝香4mg　人参80mg　サフラン10mg　牛黄5mg　莪朮49mg　沈香30mg
				感應丸*	麝香1mg　沈香100mg　牛黄20mg　人参80mg　牛胆10mg　羚羊角50mg
				救心感應丸*	麝香5mg　牛黄10mg　人参75mg　羚羊角10mg　沈香10mg　竜脳10mg　動物胆30mg
		清瘟敗毒飲	生石膏（大剤180～240　中剤60～120　小剤24～36）生地黄（大剤18～30　中剤9～15　小剤6～12）犀角（大剤18～24　中剤9～15　小剤6～12），黄連（大剤12～18　中剤6～12　小剤3～4.5)山梔子9　桔梗3　黄芩9　知母12　赤芍12　玄参24　連翹15　生甘草6　牡丹皮9　鮮竹葉9	温清飲	地黄3　芍薬3　川芎3　当帰3　黄芩1.5　黄柏1.5　黄連1.5　山梔子1.5
				白虎加人参湯	石膏15　粳米8　知母5　甘草2　人参1.5

		処方	成分	日本漢方	成分
重症期感染者の治療	気陰損傷型	生脈散	人参10 麦門冬15 五味子6	麦味参顆粒*	人参3 麦門冬2 五味子1.1
				清暑益気湯	人参3.5 蒼朮3.5 麦門冬3.5 陳皮3 黄耆3 黄柏1 当帰3 五味子1 甘草1
				西洋人参	
		複脈湯	白芍18 阿膠9 亀板12 乾地黄18 麻子仁6 五味子6 牡蛎12 麦門冬18 炙甘草12 鶏子黄2個 鼈甲12	炙甘草湯	地黄6 麦門冬6 桂皮3 大棗3 人参3 麻子仁3 生姜1 炙甘草3 阿膠2
		参附湯	人参9 炮附子6	人参湯	人参3 甘草3 蒼朮3 乾姜3
				桂枝加朮附湯	桂皮4 芍薬4 蒼朮4 大棗4 甘草2 生姜1 附子末0.5
				真武湯	茯苓4 芍薬3 蒼朮3 生姜1.5 附子末0.5
		来複湯	山萸肉（去浄核）二両 生竜骨（搗細）一両 生牡蛎（搗細）一両 生杭芍六銭 野台参四銭 甘草（蜜炙）二銭	牛車腎気丸	地黄5 牛膝3 山茱萸3 山薬3 車前子3 沢瀉3 茯苓3 牡丹皮3 桂皮1 附子末1
				十全大補湯	黄耆3 桂皮3 地黄3 芍薬3 蒼朮3 川芎3 当帰3 人参3 茯苓3 甘草1.5
				人参養栄湯	人参3 当帰4 芍薬2 地黄4 白朮4 茯苓4 桂皮2.5 黄耆1.5 陳皮2 遠志2 五味子1 甘草1
回復期の治療		六君子湯	人参4 白朮4 茯苓4 甘草1 生姜0.5 大棗2 陳皮2 半夏4	六君子湯	人参4 蒼朮4 茯苓4 半夏4 陳皮2 大棗2 甘草1 生姜0.5
		柴胡桂枝湯	柴胡5 半夏4 黄芩2 桂皮2 芍薬2 甘草2 人参2 大棗2 生姜1	柴胡桂枝湯	柴胡5 半夏4 黄芩2 甘草2 桂皮2 芍薬2 大棗2 人参2 生姜1
		沙参麦門冬湯	沙参15 玉竹10 生甘草6 （冬）桑葉10 麦冬15 （生）扁豆10 天花粉10	麦門冬湯	麦門冬10 半夏5 粳米5 大棗3 人参2 甘草2
		生脈散	人参10 麦門冬15 五味子6	麦味参顆粒*	人参3 麦門冬2 五味子1.1
		竹葉石膏湯	竹葉6 石膏50 人参6 麦門冬20 半夏9 甘草6 粳米10	竹葉石膏湯*	竹葉1.6 甘草1.6 石膏12.8 半夏4 麦門冬8 人参2.4 粳米5.6
		十全大補湯	人参6 黄耆15 肉桂3 白朮9 茯苓9 熟地黄12 当帰9 白芍9 川芎6 炙甘草3 生姜2 大棗2	十全大補湯	黄耆3 桂皮3 地黄3 芍薬3 蒼朮3 川芎3 当帰3 人参3 茯苓3 甘草1.5

日本漢方の成分は，医療用・OTCによって，またメーカーによっても内容や分量が異なるため参考としてください。

２）治療段階

①衛気の機能を高める：大杼・風門・肺兪

いずれも太陽膀胱経の兪穴である。前述した通り，足太陽膀胱経は体表における衛気の循環の始まりの経絡である。始まりの経絡の通りをよくすることで，その後の陽経全体，体表面全体の循環をよくすることができる。また，太陽経は「一身の表を主る」ため，体表の防御の意味からも，足太陽膀胱経上からの選穴は有効であると考えられる。さらに，いずれの兪穴も衛気を散布する肺がその内にあり，肺に対する局所刺激としても有効である。

[肺兪] 背部における肺の兪穴。

[風門] 文字通り風邪を取り除く代表的な兪穴でありながら，全身の陽を主る督脈との交会穴でもある。

[大杼] 手少陽経との交会穴（『甲乙経』）であることから（一説には督脈とも交会している〈『素問』気府論・王冰注〉），この後に続く陽経を同時に刺激することができる。

②冷えがある場合：上記兪穴への灸および火針

上記の兪穴への刺激は，毫針を基本としながらも，冷えが顕著にある場合などには，灸や火針などによる施術も選択肢とすることができる。状態に応じて施術方法を選別することも大切かつ有効である。

③胃腸症状を伴う場合：脾兪・胃兪

食欲不振や下痢などの胃腸症状を伴う場合には，上記の背部兪穴（大杼・風門・肺兪）に加え，脾・胃の背部兪穴を加える。

④腎虚を伴う場合：脾兪・腎兪

腎虚を伴う場合には，上記の脾兪・胃兪の組み合わせより，脾兪・腎兪の組み合わせを加える。腎兪によって直接，腎を補いながら，脾兪によって後天からも先天を補助する。また，すでに述べた通り，衛気の生成は腎の陽気と，脾胃によって得られた水穀の精微が合わさることによって成り立つため，脾兪・腎兪の組み合わせは衛気を高めることにもつながる。

⑤夜間に症状が悪化する場合：太渓・関元・復溜・中脘・内関

今回のCOVID-19による症状では，昼間は比較的症状が落ち着いているものの，夜間になると増悪するといったケースが報告されているようである。

感染症におけるこうした症状は，前述したように，昼間は体表を周っている衛気が，夜間には体内を周るために，外表の防衛機能が下がることによるか，あるいは衛気の働き自体が弱いために，夜間に十分に内臓を温めたり，機能を維持できていないことによると考えられる。

[太渓] 夜間に体内を周る衛気は，腎を中心に臓をめぐる。そのため，このような症状の場合には，補腎を行うことが有効となる。太渓は，説明するまでもなく腎経の原穴で，高い補腎の効果がある。

[関元] 補気の要穴であり，元気とも関係が深い兪穴であるが，小腸の募穴でもある。受盛化物し，脾の昇清作用と協調して，泌別清濁を行うという小腸の働きが，衛気の生成の面でも効果が期待できる。

[復溜] 腎経の金穴であるため，腎と同時に肺にも作用することができる。

[中脘] [内関] いずれも脾胃に作用し，先天の腎に対する後天の補充，ならびに腎ととに衛気の生成にかかわる。

⑥肺（呼吸器）の症状が顕著な場合：復溜・尺沢

[復溜] 腎経上の金（＝肺）穴である。

[尺沢] 肺経上の水（＝腎）穴である。

肺と腎という，おのおのの衛気の生成にかかわる２つの臓に同時にアプローチし，また呼吸（肺），ならびに納気（腎）という呼吸器症状にかかわるものへもアプローチできる。

⑦対症療法：中府・天突・膻中・兪府

対症療法としては，以下のような，咽や肺に近く，肺や腎と関係のある兪穴を選ぶのがよいと考えられる。

[中府] 肺経の募穴である。

[天突] 任脈の兪穴で陰維脈との交会穴でもある。

[膻中] 任脈の腧穴で，八会穴の気会でもある。

[兪府] 腎経の腧穴で，上焦にあって，肺の近くにある。

中国の症例ではこれらの腧穴への火針の施術で血中酸素濃度が上がり，呼吸器症状が改善したとの報告もある。

⑧輸（兪）穴と経穴の利用

以上の経穴以外では，五輸（兪）穴のうちの「輸（兪）穴」と「経穴」を主として用いるのも有効であると考えられる。

[輸（兪）穴] 陰経では，輸（兪）穴には五行の土が配され，土の臓である脾の生理機能にかかわる「体重節痛」が輸（兪）穴の主治となっている。

一般的な風邪をはじめ，感染症や疫病では，多くは痰などの症状を伴い，時に下痢などの症状を伴うなど，その症状の多くが輸（兪）穴の主治に合致している。

また，陰経においては，輸（兪）穴は同時に原穴でもある。原穴は臓腑の原気が留まるところで，臓腑に病変が発生したときにはすぐに反応が現れてくるところであることから，外邪が侵襲し，深く臓にまで入り込んだ場合の選穴としても有効であると考えられる。

[経穴] 陰経では，経穴には五行の金が配されており，金の臓である肺の生理機能にかかわる喘咳寒熱が経穴の主治となっている。

感染症のような，外邪の侵襲によって呼吸器系統に症状が現れるものにかんしては，その対症療法としても，また肺や衛気の機能向上の点でも，優先して選穴されるべき腧穴の１つであると考えられる。

⑨募穴の利用

輸（兪）穴と経穴以外では，募穴の利用も有効であると考えられる。

募穴は主に腹部にあり，前述した膜原と密接な関係があると考えられ，体内深部への邪気の侵入防止，ならびに，すでに体内臓腑にまで侵入した邪気の排出に効果が期待できると考えられる。

おわりに

今回，中医学でいう「癘気」や「癘疫」，つまり感染症や疫病の治療として，主に衛気を中心とした観点から，有効な治療穴の例を提示させていただいた。

もちろん実際の臨床現場においては，患者個々の状況に応じて，弁証や，それに伴う選穴の加減がなされるべきであるが，一般的なカゼも含めた感染症や疫病といった「外邪の侵襲」に対する針灸治療の選穴方針の１つの柱として，ここで述べた衛気と経絡を中心とした観点が，一助になればと願う。

感染症や疫病の治療では，それらが治った後のメンタルケアも重要になってくる。闘病し，回復した患者のみならず，それに携わった医療従事者に対しても，治癒・回復後の「こころのケア」にも，ぜひ心を配っていきたい。

参考文献

1) 郭靄春：黄帝内経霊枢，素問校注語釈．天津科技技术出版社，1989
2) 賀普仁：針灸三通法．東洋学術出版社，2009
3) 「針灸書籍在銭」（Web）

COVID-19 の中医気功法対策

王　暁東*

はじめに

　新型コロナウイルス感染症（COVID-19）は，中医学の「疫」の病の範疇に属し，病因は「疫戻」の気を感受することである。病状・気候の特徴・患者の体質の違いなどにより一定の変化や特徴が現れる。太古よりこのような感染症や疫病は，伝統中医学の主要な対象となっていた。しかし，日本では中医薬および治療が重篤な感染症にも有効であるという事実はあまり知られていない。

　今回のCOVID-19との闘いのなかでも，中国では中医療法が大きく役立った。中国と日本とでは，気候や体質で類似するところが多いため，中医療法の効果が日本の医療現場においても役立つ可能性が高い。中医薬や針灸治療については他の執筆者が紹介しているので，ここでは実践的に効果があった中医療法の１つとして気功法について紹介する。

中国武漢でも活用された気功法

　気功法は，「道具がいらない」「場所を取らない」「すぐに始められる」のが特徴で，中国最古の医学とされる健康法である。体調がよくないときに服薬や施術によらず，自らの治癒力を高めることで回復を促す。

　気功とは，生命・宇宙，また精神のエネルギーである「気」を重ねて訓練し，修得した技能のことである。「功」は短い時間でできるものではなく，根気づよく積み重ねていく努力が必要となる。つまり気功法とは，生命活動に必要なエネルギーである「元気」の修練といえる。

　気功法の特徴は，経絡が滞った個所にエネルギーを注入して，本来の動きをさせ，本来人間が持っているエネルギーを活性化させて健康体をつくり維持することにある。また，体の中心から健康にする気功法は外敵から自らの身を守ることもできる。今回，中国の湖北省武漢では，気功療法はCOVID-19の治療過程において西洋医学の治療とともに中医療法の要素の１つとして活用され，感染の予防・重症化の防止・重症化した患者の早期回復・ストレス解消など，多方面で役立った[1)2)3)4)]。この事実を日本に紹介し，少しでも役に立てば幸いである。

　武漢にある黄陂方艙医院（臨時医療施設）の治療現場で気功療法を使った中医師・范一平先生は，嘉興市武漢支援医療隊隊長である。范先

＊社会医療法人芳和会くわみず病院・医療法人博光会御幸病院漢方研究室主任研究員・（株）国際自然医学統合学院 院長・南京中医薬大学 客員教授（医学博士）

生は中医気功名人である解余宏先生が編集した気功療法を入院患者に練習させ，非常によい評判を得た[1][2]。

方艙医院に収容されているのは，咳嗽・喀痰・胸悶・胸痛などの症状を持つCOVID-19の軽症患者である。このような患者の実情に対し，范先生は中医気功の観点から，大勢の患者に「清肺排毒気功」（後述）を教えて練習させ，清肺解毒と肺活量を高める目的を達成した。

患者は疫病による苦しい心理，隔離されている悪環境，しっかり休養できないなどから，緊張・焦りなどの心理的な問題が現れており，それに対し，「振動リラックス気功法」と「経絡たたきリラックス気功法」（後述）を練習させることによって，これらの問題が効果的に緩和された。

もっと動ける患者には健身気功の「八段錦」「六字訣」「太極拳」を教えた（後述）。

患者らは，中医気功を練習した後，焦躁感情が著しく緩和され，心身ともリラックスした気持ちになったと話す。

范一平先生のコメント：患者を積極的・楽観的な精神状態にすることは，彼らの健康回復治療に対して有効である。中医気功を練習することで，人体の系統的なコントロール機能を増強し，自己治癒力を高め，患者の焦り・ストレスを緩めることを助ける。適度な運動は免疫力を高め，治療の効果を倍増させる。初期段階の治療では，中医薬による関与は良好な効果を上げたが，中医関係者として，すべての疾病治療過程のなかでさらに中医学的な要素を取り入れ，より多くの患者の健康に寄与したい[1][2]。

予防・軽症・回復期患者に適する中医気功法[5]

1．清肺解毒気功（せいはいげどくきこう）

起勢調息：体の上下運動により「真気」を発動し，経絡に気をめぐらせ，気血を調和させて，あたかも気の波が全身に行きわたるように気血のめぐりをよくする。特に高血圧症・心臓病・肝炎等の患者に効果がある。

開闊胸腹：肺気腫・心臓病・息切れ・動悸・胸内苦悶・神経症・神経衰弱などの患者に効果がある。

馬歩雲手：気を練って精神力を高め，精神と身体を統一させることができるため，神経衰弱・胃腸疾患・消化不良に一定の効果がある。

撈海観天：肺を清め，毒素を排出し，肺活量を増加する。腎機能を強め，足腰の力をつける。脾胃の機能を調整する。胃腸病・腰痛・足の痛み・肥満症にも効果がある。

以上4つの連動動作で，腰を強め，腎機能を高め，脾胃の機能を調整し，肺活量を増加して，肺機能を増強する。五臓中の肺脾腎の3つの経絡に対してよい刺激になる。

2．リラックス気功

1）振動リラックス気功法

両脚は肩幅と同じように開き，両手は体側に自然に垂らす。両膝は規則的に曲げ伸ばしを繰り返すことによって，全身の上下起伏のような振動が連動される。1分間ほど続ける。

終了後，両手は体側に垂らし，意識を中衝穴に集中することで，患者の恐怖と焦躁感情を緩和できる。

2）経絡たたきリラックス気功法

両手で全身の経絡に沿って体をたたく。経路は，胸の上角にある雲門穴と中府穴から始め，手の三陰経から手の先へ，三陽経に沿って肩井穴に戻って，それから下へ，胸腹部を経て丹田に，そして帯脈に沿って腎兪穴に。足外側の三陽から下向きへ，足の先から足の内側へ回り，三陰経に乗って上行，再び丹田に戻る。各重要なポイント（太字）で9回たたく。

最後に，意識を丹田に置き，しばらく静かに休養し，ゆっくりと呼吸する。

3．八段錦（はちだんきん）

八段錦は中国の歴史のなかで受け継がれてきた優れた医療体術であり，800年以上の歴史を

表　六字訣

五臓六腑	マイナスの感情	病気・症状	特定の音	五行の色	動作
三焦－心包	エネルギーの回路	耳鳴り・眩暈	嘻（シィー）	全身が緑色	全身をのばす
肺－大腸	悲しみ	カゼや肺の病気	呬（スゥー）	白色	胸をそらす
脾－胃	憂い・思い煩い	消化器の病気	呼（フゥー）	黄色	前かがみになる
心－小腸	イライラ・残忍	心臓と心の病気	呵（コー）	赤色	右脇をのばす
腎－膀胱	心配	泌尿と生殖器系	吹（ツゥー）	青黒色	両手で腰をさする
肝－胆	怒り	肝臓や眼の病気	嘘（シュイー）	緑色	左脇をのばす

持つ気功健康法の1つである。八段錦とは，「最も美しい絹織物」という意味で，導引術から派生して，全身の筋肉や経絡をさまざまな方向や角度に伸縮させて血液の循環をよくし，心身のバランスが取れた健康体をつくるために選りすぐられた素晴らしい8種類の運動である。

　8つのフォームを3〜5回繰り返して行う。効果は，体の運動と平衡機能を改善し，五臓六腑の呼吸や消化などの機能を高め，焦りと緊張などネガティブな情緒を緩和する。

4．六字訣（表）
（ろくじけつ）

　「六字訣」は中国で最も古い呼吸法で，息を吸って吐くだけで場所も取らずに簡単にできる気功法である。息を吐くことを「吐」，吸うことを「納」といい，調息（呼吸）を主にした功法であるため「吐納類功法」という。先人は声を発したときの体の共振による変化に気づき，6つの音を利用した気功をつくった。呼吸と発声を合わせて練習することで健康になり，病気も改善されるため，医療気功に分類されている。

　六字訣は，「嘻（xi），呬（si），呼（hu），呵（ke），吹（cui），嘘（xu）」の6文字の特定の吐気と発声法によって「三焦，肺，脾，心，腎，肝」の6つの臓腑の機能を強化する。具体的には，全身をリラックスさせて鼻から息を吸い，口から音を出しながら息を吐き出す。この吐き出される音の振動によって内臓器に刺激を与え，働きを整えるというものである。

　さらに呼吸器系の筋肉を鍛錬して呼吸機能を増強する。動作も加わり運動機能も改善できる。
　なお，六字訣はマイナスのエネルギーをプラスに変化させることができる技である。具体的には，マイナスの感情と対応する内臓を意識し，特定の音を放ち，対応する五行の色のイメージを加えることで，人の心理や感情および情緒的な状態を改善できる。また，それによって，さまざまな病気や症状を治療できるとされている。

5．太極拳
（たいきょくけん）

　太極拳は武術であり医療気功でもある。吐納術（腹式深呼吸運動）・拳術（武術）・導引術（気功）という古くから伝わる3種類の術をまとめたものである。意識（調神）・呼吸（調息）・動作（調身）の3者（気功の3要素）を結合して，意を鍛錬し，気を鍛錬し，体を鍛錬する。

1）特徴
①柔軟性：動きが軽く柔らかい。伸び伸びと動く。
②統一性：意識と動きを呼吸でつなぎ，注意力を集中させ，全人的な統一体になる。
③連続性：全部の型を切れなく連続して，水が流れるように動く。
④円運動性：人間の自然の動作（曲げる・捻る・伸ばす）という円運動を基本にバランスよく組み合わせてある。

2）効能
　円運動で，手足で円を描きながら全身を無理

なく動かすため，腰・肩・膝・首など大切な関節を若返らせ，体の弾力を増加させる。また，心のカドまで取れて，人付き合いも円満になるともいわれている。

太極拳の動作は，ゆっくり，穏やかに，意識と呼吸と動作を統一して行う。体が上昇するときや四肢が体に近づくときに息を吸う。反対に体が降下するときや四肢が体から離れるときに息を吐く。呼吸の要領は，細い・均一・深い・長いである。規則的な呼吸は肺の通換気機能を増強し，体の酸素摂取能力を高める。同時に下肢の筋肉量と平衡能力などを改善できる。

毎日1〜2回，あるいは個々人の具体的な状態によって運動の種類と形式および総量を調整して練習する。

文献

1）包璐晨ほか：抗"疫情"日記/人称嘉興"F4"的他，将中医気功帯進了方艙医院．嘉興中医九如堂．2020. 2.19
2）朱慧ほか：視頻連銭専訪/抗疫最前銭（7）/只愿患者早日出院隊員平安帰嘉．禾点点（全媒体新聞中心）．2020.2.29
3）国際気聯"全球健身気功時間"来了 Hello, IHQF "Global Health Qigong Time"．国際健身気功聯合会IHQF. 2020. 2.17
4）八段錦等中医功法納入《新型冠状病毒肺炎恢復期中西医结合康復指南（第一版）》．中華中医薬学会/中国医学気功学会．2020.4.5
5）八段錦列入中国新冠患者康復方案/ Baduanjin in Chinese Rehabilitation Program．国際健身気功聯合会IHQF. 2020.4.15

中医中薬による予防

何 仲涛*

はじめに

中医学理論にもとづいて指導する予防保護の要点は「正気存内」ということである。すなわち，抵抗力や免疫力が盛んになれば，病気の発生因子などに侵されない。いくら疲れていても適切な運動は必要であり，体から汗を出させることは，邪気を払う重要な手段になる。具体には，朝晩の温度差に気をつけ，胃腸機能を保護し，便秘や下痢を避け，十分な栄養と睡眠を取るなどである。

「虚邪賊風，避之有時」

「虚邪賊風，避之有時」とは，『黄帝内経』上古天真論にある言葉で，危険な環境や異常な気候を避けて，適切に対応することを意味する。新型コロナウイルス感染症（COVID-19）予防の面では，以下のことを薦める。
①無症状を含む感染者との接触を避ける。人込みに行かない。マスクを付け正しく手を洗う。
②カゼ引きを防ぐ。気候の変化に従い，服を随時増やしたり減らしたりする。
③冷たい物や不衛生な物は食べないようにする。なま物や冷たい物を食べるのは日本人の習慣

だが，平素より慎んだほうがよい。
④常に部屋の風通しをよくする。密閉した室内環境が，致病微生物を生じさせる条件になり，感染リスクが高まるため，毎日朝昼晩に窓を開け，15分以上風を通す。

「正気存内，邪不可干」

「正気存内，邪不可干」とは，『黄帝内経』刺法論にある言葉で，正気が内で充実していれば，外邪が侵犯できないことをいったものである。
①充分な休養に注意。無理して疲労したり夜更しするのを避け，睡眠を十分に取る。
②「飲食自ら倍すれば，脾胃乃ち傷る」といわれるように，飲食量が普段より増えると胃腸機能が壊される。胃腸機能を慎重に保護することは体の抵抗力を高める大切な条件である。
③運動を続ける。ジョギングやボール等を使った運動，ジムでのトレーニングなどを行い，体質を強化する。
④「邪の湊るところ，その気必ず虚す」「正気内に存すれば，邪干すべからず」といわれるように，人の免疫力は伝染病と闘うときに最も大切な力であり，有効な特効薬がない現在，最も正しい道は人体の抵抗力を維持することである。

＊徐福中医研究所株式会社 代表取締役（中医師）

予防に薦める方剤

中国の国の衛生部門より公布された「COVID-19の診療指針」および，各省・自治区・直轄市が地域の疫情にもとづき公表した多数の診療指針のなかに，中医学による予防方剤が挙げられている。ほぼ経典の方剤を基本とした方剤である。

①益気固表：玉屏風散（黄耆・白朮・防風）
②補気健脾：四君子湯（人参・白朮・茯苓・炙甘草）
③調和営気：桂枝湯（桂枝・白芍・炙甘草・生姜・大棗）
④疏肝理気：逍遙散（柴胡・当帰・白芍・白朮・茯苓・炙甘草・生姜・薄荷）

薬膳茶

1）基本原則

扶正を中心にして，補気・固脾・化湿の効果をはかる。

2）薬材の選択

太子参・党参・西洋参・黄耆など元気を補う中薬に，陳皮・砂仁・白朮・山薬・藿香・薏苡仁・茯苓など気のめぐりを促進して，湿気を化する薬を配合して使う。

3）代表実例

①西洋参陳皮飲
材料：西洋参5～10g，陳皮3g，橄欖2個
効能：補気健脾利咽：元気を補い，胃腸の機能をつよめ，咽を潤わせる。
作り方：上記の薬材を鍋に入れ，40分程度煎じる。茶代わりに飲む。

最も使いやすいのは黄耆・西洋参・陳皮を茶代わりで飲むことである。

② COVID-19患者に接触する恐れのある人たち向けの予防方剤
処方：藿香15g，紫蘇葉15g，蒼朮15g，太子参20g，薏苡仁20g，木綿花20g
効能：解表散寒・補気健脾化湿（発汗にて寒邪を皮膚から解く）。
作り方：上記の薬材を鍋に入れ，500mlの水を加えて強火で沸騰させた後，弱火で40分程度，200mlほど（約茶碗一杯）になるまで煎じて，温かいうちに飲む。1日に1服。3～5日飲む。

③玫瑰浮小麦飲（COVID-19に対する不安による睡眠不足・煩悶多夢に）
処方：バラの花5g（あるいはジャスミンの花5g），浮小麦20g，麦門冬15g
効能：疏肝理気・平肝除煩（体の機能を調整し，煩悶となった気持ちを取り除く）
作り方：上記の薬材を鍋に入れ，40分程度煎じる。茶代わりに飲む。

④藿香正気散や銀翹散も薦める。

日常生活の養生方法

1）規則正しい生活，適切な動き。毎日微かに汗をかき，家に帰宅したらうがいをする。
2）規則正しい生活習慣をつくり，早寝早起きをする。

春を迎えると，昼が長くなり夜が短くなる。気温は暖かくなるが空気の湿度が高いため人体の陽気は湿気によって侵されやすくなる。この変化にしたがって早寝早起きが必要となり，夜11時までには就寝したほうがよい。十分な睡眠を取り，休養摂生につとめる。

ツボ養生法

選穴：太衝・足臨泣
効能：疏肝解鬱。体の機能を調整し，憂うつな気分を取り除く。
マッサージのやり方：親指あるいは人差し指でツボを押さえ揉む。中等程度の力で，ツボごとに150～200回，毎日2～3回の頻度で行う。

国医大師・路志正 COVID-19の治療方 —— 三路分消飲

路 京華[1]　路 昭遠[2]　路 昭暉[3]

はじめに

　1月，北京に戻ったときは，ちょうど旧正月であった。新型コロナウイルス感染症（COVID-19）が蔓延し，1月23日，武漢が封鎖された。感染状況は日を追ってひどくなり，一家団欒とはいかず，楽しく過ごすはずであった春節もCOVID-19のため，そんな気分はまったく失せてしまった。外出はできず，この機会に祖孫3代が集まってCOVID-19に対する討論会を開いた。そして予防と治療の方剤をそれぞれ1つずつ作り出し，父・路志正自らが筆を取り，微力ではあるが国の関連機関に献げた。その後の防疫において，間接的に北京の一部患者の治療にかかわった。いまその経験をもとに，日本の現状を踏まえCOVID-19に対する認識および予防・治療について紹介させていただく。ただし，われわれの経験には限りがあるため不十分ではあると思う。ぜひ不足や誤りをご指摘いただきたい。

中医学ではなぜ COVID-19 を治療できるのか

　人類が誕生して以来，瘟疫との闘いが止んだことはない。いつも魔物が1尺高くなれば，道が1丈高くなるように（魔高一尺，道高一丈），互いに競いあっている。ウイルスは絶えず変異し，人類の認識も絶えず更新されていく。しかし人類は永遠に先を知ることができないのであるから，前もって新型ウイルスのワクチンや特効薬を用意しておくことは不可能である。そのため新たな疫病が感染爆発するたびに，人類はいつも手をこまねくしかない。たとえワクチンや特効薬ができたとしても，ウイルスはまた変異するだろう。

　では，中医にはこうしたウイルスに対して特効薬があるのだろうか。じつは中医にもない。しかし中医にはそれに対抗する治療法があり，幾千年にも及ぶ瘟疫との闘いを通して，多くの経験を積み重ねてきた。たとえば，明末期の名医である呉又可は『温疫論』のなかで，このような疫癘の病は，「雖有多寡不同，然無歳不有」（回数や程度は違うが毎年発生している）（雑記論）といっている。ただしそのなかでは，重篤な疫病は「幾百年来罕有之，不可以常疫並論也」（数百年来，稀にしか見られず，例年見られる疫病と同列には論じられない）と述べ，特殊な状況であるともいっている。『傷寒論』『温疫論』『温病条弁』などはいずれも，疫禍に遭い苦痛を

1）日本中医学会理事・日本中医薬研究会常任講師・中国故宮博物院故宮研究院中医薬文化研究所客座研究員　2）安曇野赤十字病院 救急部　3）呼吸器・アレルギー・総合内科専門医

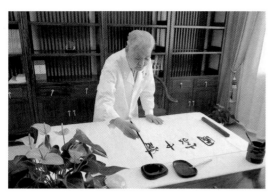
写真①　筆を取る父・路志正 国医大師

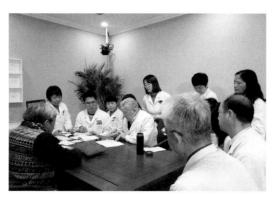
写真②　父・路志正 国医大師の診察風景

救う手立てがないなかで治療の道を摸索し，まとめられた経験である。彼らはウイルスなど聞いたこともないのに，なぜ治療することができたのか。これこそが中医学と西洋医学との違いである。

中医学においては，それがどのようなウイルスであるかは関係がない。中医学ではウイルスが体内に入った後，ウイルスに対して現れた病理反応を研究する。治療の目的は免疫機能を最大限に引き出して，人体が持つ自然治癒力を発揮させることにある。各系統の臓腑機能を積極的に協調させ，局所と全体の抵抗力を１つに統合して，その闘病能力を十分に発揮させ，病理状況下にある人体を最適の状態をして，戦汗駆邪によって治癒の目的を達するものである。さらに服薬後の病状の変化によって，絶えず敵と自分双方の病勢の強さを分析して，治療方法を修正していく。治療の方法や角度を変え，不足を補い，有余を除き，患者自身の陰陽や免疫バランスを調整して，正気を助け，邪気を駆除して，治癒の目的をはかる。

さらに体の病理状態を考えると同時に，地理環境・気候条件・季節・体質・性別・年齢・性格・脾胃の強弱・慢性疾患の有無など，すべてが治療に影響を与える要素であるため，たとえ同じウイルスに罹患したとしても，患者に現れる病理反応は異なることから，治法や方薬も共通する部分もあれば違いもあり，それぞれの違いを正確に捉えて治療を進めなければならない。

西洋医学で研究するのは「因」であり，中医学で研究するのは「果」である。西洋医学で研究するのは「有」であり，中医学で研究するのは「無」と「有」である。同じ人体に対し，西洋医学では「内側・ミクロ」から，中医学では「外側・マクロ」から研究するが，それは角度が違うだけで，おのおの長所と短所がある。したがって中医学と西医医学を１つに合わせることができれば，最も理想的な医学になるだろう。

治療方剤──三路分消飲

1. COVID-19 の特徴

われわれが見ることのできた一部の舌診資料にもとづき，今回のCOVID-19 を分析した結果，以下の特徴があると思われる。

1. 邪気は１つではない：風・熱・湿・穢（穢濁疫癘の気）・燥・瘀・虚など複数の邪気が一体となって，複雑な病理状態を形成している。
2. 発病の経路：邪は上より受け肺を犯し，三焦に蔓延して臓腑に所在する。
3. 病機は錯雑：多種の邪気が混ざって三焦の気道を壅滞すると，上下の気機が不調となり，表裏の枢機が不利となって，燥・熱・穢濁などがそのなかで塞がる。熱邪は透発しにくく，ことごとく肺に迫る。

2. 三路分消飲方

処方名の由来：兵法になぞらえて，兵（薬）を3つの進路（三路）に分け，敵（病勢）を分散させ，敵中深くに進入して敵の退路を断ち，分消走泄し，各個撃破してCOVID-19を治療するという意味である。

組成：炙麻黄5，魚腥草12，金銀花15，旋覆花9（布包），知母8，紅花8，絲瓜絡8，青蒿12（後下），柴胡8，蘇荷葉梗各9（後下），藿香葉梗各9（後下）

効能効果：宣肺解熱・化痰止咳・通調肺絡・透達膜原・調中化濁

主治：発熱・微悪寒・あるいは悪寒がない・空咳・痰が少ない・胸中悶満・息苦しい・食少納呆・口中が粘膩で不爽・味覚障害・腹満脹気・あるいは軟便。

舌質：淡紅あるいは暗紅，苔白膩あるいは厚膩，乾燥して穢濁。

加減法：

悪寒・身体痛——羌活・独活を加える。

初期で熱はあるが咳や喘息がない——麻黄は少量あるいは用いない。

咳が出て肺気上逆胸満——桑白皮・枇杷葉を加える。

喘促・胸悶・胸苦しい——葶藶子・炒莱菔子・炒蘇子を加える。

軟便で便が形にならない——蒼朮あるいは白朮を加える。

痰熱——天竹黄・括楼を加える。

喘鳴があり胸苦しく息切れする・納気できない——竜骨・牡蛎を加える。

初期に咳，上中両焦の症状が同時に見られた場合は両方を兼ねて治療すべき。

舌質偏淡で濁の場合，草豆蔲（後下）を加え，苔厚膩で白滑であれば，茵蔯蒿・滑石・茯苓・猪苓・陳皮を加える。苔白あるいは黄で乾燥し津液が少なければ，百合・沙参などを加えて，陰を補充する。

苔膩で黄色であれば，山梔子・黄芩を加える。

苔黄燥乾で大便乾結なら，急いで表を瀉して裏を安んじるため，大黄・芒硝・檳榔などを加える。神志がすっきりしない場合，蘇合香丸を加えてもよい。

3. 組方の理論的根拠

　傷寒は表から裏に入ると考えられていることから，皮毛からの治療を強調し，治法では辛温を用いる。これは横から見ていることになる。温病は上に受け，辛涼を用いて三焦を調達させる。これは縦から見ていることになる。温疫も上焦から始まり，表裏は九伝（瘟疫にみられる9種類の伝変）を原則に，膜原にある穢濁を除くことを重視する。COVID-19の初期に悪寒があれば傷寒の方法に従い，悪寒がなくなり熱邪が壅滞すれば，温病の清解滲利の法則に則り，舌苔が膩厚濁であれば，呉又可の開達膜原・暢和腑気・芳香化濁に従う。この三大法は，分けることはできても離すことはできず，渾然一体とすべきであり，それぞれの足らないところ優れたところを補完しあって，堅を攻めて疫病を治すことができるのである。一方一薬によって治せるのではない。

戻気が「膜原」に隠れる潜伏期

　『温疫論』では「盖温疫之来，邪自口鼻而入，感于膜原伏而未発者，不知不覚」（瘟疫が来ると，邪は口鼻より入り，膜原に伏して発病しなければ気がつかない）（統論疫有九伝治法）と考えている。COVID-19のウイルスも口鼻から体内に侵入し，膜原に潜伏して発症せず，毒性を蓄積して機会をうかがっている。もし正気が充実し勢いが敵に負けていなければ，その邪気は潜伏して動かないままであるが，いったん正気が弱まれば，その虚を乗じて発症する。潜伏期間には長短があり，最も長い場合で罹患して2〜4週ほど経って発症するものがあれば，感染しても発症しないがPCR検査で陽性を示すものもいる。感染しても発症しないという認識は，早く

は『黄帝内経』に記載されている。

温病の分類でいえば，発病の性質により温熱病と湿温病に分けられ，発病の特徴でいえば，新感温病と伏気温病に分けられる。伏気温病の特徴は，発病した時点で気分・営分証といった裏証が現れる。あるいは新感により伏邪が誘発されても，表証と裏証が同時に現れることがある。その病理変化は「凡自外伝者為順，勿薬亦能自愈」（およそ外伝によるものは順であり，薬を使わずとも自ずから癒える）と，『温疫論』統論疫有九伝治法に記されている。これらの記録と今回のCOVID-19の初期感染の特徴はほぼ一致しており，まさに古言は欺かないものといえる。

■ COVID-19の初期──発熱期

『温疫論』には，「伏而未発者，不知不覚。已発之後，漸加発熱，脈洪而数，此衆人相同，宜達原飲疏之」（伏して発病しなければ気がつかない。発症後，徐々に発熱し，脈洪で数はみな同じで，達原飲によって疏利させればよい）（統論疫有九伝治法）と記されている。

その臨床所見は以下の通りである。

1. 発熱あるは発熱しないが，身熱不揚，悪寒が軽い，あるいは悪寒しない。
2. 空咳，痰が少ない，あるいは咽喉不利，疼痛。
3. 怠い，倦怠感。
4. 消化器症状，食欲があまりない，味覚障害，胃脘部の痞え，吐き気，あるいは軟便溏便。
5. 舌質淡紅あるいは暗紅，舌尖やや紅，舌苔薄膩あるいは厚膩。

治病とは戦のようなものであり，用薬とは兵を用いるようなもので，用兵とは謀である。COVID-19のウイルスが人体に潜入すれば，まず「囲点打援」（敵の要塞を包囲して援軍を攻撃する）によって食糧を断つ。感染初期の段階では，臨床症状は一定せず，時に肺の所見，時に脾の所見，時に心の所見が現れることがあれば，ただ倦怠感だけが現れることもある。そのため，初期治療においては証に随って行うべきで1つの治療法に拘泥してはいけない。『松峰説疫』では「温疫不可先定方，温疫之来无方也」（瘟疫の治療には前もって治法と薬を決めてはおけない。なぜなら瘟疫の病の所見はさまざまあって決まりがないからである）といっている。

病が発症した際，一方では，疫毒の邪では肺を囲んで仮に攻める体勢を取り，軽重さまざまな程度の発熱が現れ，微悪寒あるいは悪寒せず，空咳で少痰，咽喉が腫れて痛むなどの肺系の病証が現れる。もう一方では，肺金を助ける倉廩の官である脾（土生金）が抑えられ，気血精津液をつくる後天の本が断たれ，胃脘部の痞満・停滞・食欲不振・味覚障害・吐気・嘔吐・腹満・あるいは軟便下痢等の症状が現れてくる。

それと同時に，疫毒は人体の陽気を抑え，人の免疫システムを抑制するため，体調を崩し，強い怠さなどの疲労倦怠感を生じさせる。これら疫毒によって体の正気は抑制され，陽気は伸びやかにならず，気機不転となって臓腑機能は停滞し，昇降出入という代謝運動も正常に行えなくなる。そのため『医宗金鑑』は「疫気従鼻而入，一受其邪，臓腑皆病，若不急逐病出，則多速死」（疫気は鼻から入り，いったんその邪気を感受すると，臓腑はすべて病となり，もし急いで追い払わなければすぐに死んでしまうことが多い）といっている。

狼煙が上がった初期には，急いで駆邪するのがよい。呉又可は「大凡客邪，貴乎早逐，乗人気血未乱，肌肉未消，津液未耗，病人不至危殆，投剤不至掣肘，癒後亦易平復，欲為万全之策者，不過知邪之所在，早抜去病根為要耳」（およそ客邪〈外邪〉は，早く駆逐することを貴ぶ。そのときはまだ気血が乱れておらず，肌肉は消らず，津液も耗きておらず，病人に危険はないため，薬を与えても妨げにはならず，癒えた後も回復しやすい。万全の策を取るならば，邪気の所在をよく知って，早くにその病根を抜去することが肝要である）（「注意逐邪勿拘結糞」）といっている。もし時期を誤らず，邪気が深くに陥いる

道を遮断することができれば，戦局は一転して有利になり，「其不伝裏者，一二剤自解」（裏に伝わらなければ，一，二剤で自ずから治る）（『温疫論』瘟疫初起）となる。

われわれが関与した十数名の確定患者と，数十例の疑似患者はいずれも発熱を主訴としていた。しかし臨床では発熱せずに肺部の炎症が進行していることもあれば，解熱しても肺部の炎症が依然として残っていることもある。熱がある場合は当然急いで解熱するほうがよいが，発熱がない場合でも通気保肺することが重要である。

表証の悪寒を弁別して麻黄を用いる

疫毒が肺を犯し，蓄積して熱を発した場合，発汗法が解熱の第一の治療法となる。傷寒であっても，温病であっても汗法を用いるという原則がある。ただし汗法が使えるかどうかのポイントは悪寒の有無にある。これが表証を判断する基準である。『傷寒論』は，悪寒をめぐって展開されたものであり，そのため『傷寒論』太陽病篇・第1条では「太陽之為病，脈浮，頭項強痛而悪寒」といっているが，この「而」という文字は，外感熱病の初期段階に現れる共通性，つまり悪寒の重要性を強調したものである。さらに「或已発熱，或未発熱，必悪寒」（あるいは已に発熱し，あるいは未だ発熱せず，必ず悪寒する）といっており，これは，悪寒が発熱より先に現れることを教えてくれている。そのため『温病条弁』では，太陰温病の初期に現れた悪寒があるものに桂枝湯を与え，悪寒がなくなり発熱など他の症状が残っている場合には，辛涼剤の銀翹散を与えている。これは，傷寒であっても，温病であっても初期段階では悪寒の段階があることを説明したものである。ただ，その悪寒の程度と持続時間に違いがあるにすぎない。伏気温病の特徴を持っているCOVID-19の初期でも，悪寒の所見が見られれば解表薬を使える。呉又可は「瘟疫初起，先憎寒而後発熱，日後但熱而無憎寒也」（瘟疫の初期は，まずゾクゾクと寒気が

した後に発熱し，その後はゾクゾクとした寒気はなくなり発熱だけが続く）（『温疫論』瘟疫初起）といっている。また『温疫論』に記載されている三消飲は，温疫毒邪が膜原から表裏同時に伝わった表裏同病を治療するものであり，方中の葛根・羌活・柴胡が，太陽・陽明・少陽の三陽経から解表し，解熱の目的を達成している。

COVID-19に対してまず麻黄を選ぶのは，麻黄が解表発汗以外に，宣肺・止咳・定喘の作用によって裏の肺を治すという一石二鳥の効きめがあるからである。悪寒があれば解表を目的に生麻黄を用い，悪寒がなく咳や喘息があれば炙麻黄を用いたほうがよい。よく麻黄は辛温燥熱の性質であることから，恐れてあまり使わないものがいるが，じつは麻黄は割に中庸性のある薬物であり，他の薬物と最も配合しやすいもので，苦寒薬と配合すれば清熱解熱の冷やす辛寒剤となり，温熱薬と合わせれば温める辛温剤となり，表にも裏にも入って治療できる。たとえば三拗湯は，麻黄・杏仁・甘草の3味からできた風寒感冒を治す辛温剤であるが，もし石膏を加えれば（麻杏甘石湯），裏に入って邪熱壅肺を除き，もし薏苡仁を加えれば（麻黄杏仁薏苡甘草湯），寒湿侵表を治療し，もし桂枝を加えれば（麻黄湯），表において風寒襲表を治療する。桂枝のうえにさらに石膏を加えれば（大青竜湯の主成分），表寒内熱の煩躁を治療する。もし乾姜・細辛・五味子などを配合すれば（小青竜湯の主成分），温肺化飲となり，黄芩・黄連・金銀花を配合すれば宣清肺熱となる。また麻黄茎は発汗し，麻黄根は止汗する。つまり同じ薬物でも部位により効能は異なり，炮製によっても性質は変化し，配伍によっても違いが現れる。また薬物の性質は物によってだけでなく人によっても変わる。確かに麻黄は解表宣肺・止咳平喘ではその右に出るものはないが，素体が陽亢有余で，七情暴戻・脈律不整・心脈狭堵のものには慎重に用いるか，用いない。COVID-19も疫毒邪が口鼻から入り，まず肺を犯すため，早くから麻黄を用いて解熱・保肺をはかったほうが

よい。もし悪寒がひどく身体痛が現れていれば，本方をベースに，適量の荊芥・防風・羌活・獨活などを加えるとよい。

まとめると，疏風解表・発汗解熱の方薬を用いる基準は，1つは悪寒の有無の弁別であり，もう1つは悪寒の程度の把握である。いわゆる「一分の悪寒あれば，即ち一分の表証あり」である。『傷寒論』太陽病篇で用いている桂枝麻黄各半湯や桂枝二麻黄一湯は，じつは悪寒の程度にもとづいて処方の強さを調合したものである。臨床ではよく悪風か悪寒か，有汗か無汗かを弁別して，桂枝湯証と麻黄湯証の2つの証型を分けるが，じつは腠理の毛竅がどの程度閉じているか，それとも緩んでいるかを弁別することで，解表剤の強弱と用量の加減を行う根拠としているのである。臨床においてはこの「度合い」を把握できるかどうかが，満足する効果を得られるかどうかのポイントになる。このことを把握できなければ，効果が上がらないだけでなく，かえって壊症を招いて行き詰まってしまうだろう。

■ 解表薬と透表薬は類似しているが 奥深い意味があり両端に分かれる

呉又可は「諸竅乃人身之戸牖也，邪自竅而入，未有不由竅而出」（諸竅は人体の門戸であり，邪気はその竅から入り，その竅から出られないことはない）と考えており，そのため治療の大原則として，「総是導引其邪従門戸而出」（総じてその邪気を門戸より引き出して排除すべき）と考えている。皮膚は人体最大の組織器官であり，皮膚呼吸および発汗することで，直接体温を調節している。そのため『黄帝内経』陰陽応象大論では「優れた医者は皮毛を治療する」（「善治者治皮毛」）と強調している。

では，皮毛を治療するとは具体にどのような方法なのであろうか。それは解表と透表である。解表とは直接発汗させることで，解熱降温の作用を発揮し，いわゆる「体が盛んに燃える炭火のように熱いものは，汗を出して発散させれば治る」（「体若燔炭，汗出而散」）（『黄帝内経』生気通天論）である。解表剤の多くは辛温あるいは辛涼性の疏風解表薬を配合して，強く毛竅を開いて熱邪を汗とともに発散させて解熱作用を発揮する。たとえば川芎茶調散や九味羌活湯などである。

温病でも「在衛汗之可也」（邪気が衛分にあれば汗法がよい）といっているが，同時に温病では「汗を忌む」と戒めている。温病が重視しているのは透表である。透表とは内側の裏熱を外に向かって皮膚の発散によって清涼透発することで，邪気が出ていく道をつくってやることが目的で，辛平あるいは辛涼性，あるいは辛香展気の生薬1～2味を，清熱・解毒あるいはその他の方剤に加えて，透熱降温の作用を得る。「到気才可清気」（邪気が気分に至れば気を清する）とはいっても，『温病条弁』において白虎湯を使う本来の意味は，やはり「達熱出表」にある。『温病条弁』上焦編で，清営湯に銀花・連翹を用いる目的は，やはり「透熱転気」にある。熱邪が深く血分に入ると，犀角地黄湯を与えて涼血散血するが，処方中に犀角を用いる目的は，血絡の熱を透発させることにある。瘟疫病においても，『温熱経緯』においてさらに「急急透解」する必要性を強調している。そのため呉又可は『温疫論』において「時疫汗解，俟其内潰，汗出自然，……傷寒解以発汗，時疫解以戦汗」（時疫の汗解は，邪が内で潰するのを俟てば，汗が自然に出る，……傷寒では発汗によって解するが，時疫では戦汗によって解する）（「弁明傷寒時疫」）とまとめたのである。

肺は皮毛を主っており，全身の毛竅は見えなくても，皮膚呼吸によって開闔運動を行っている。肺炎は邪熱が壅肺し，火旺となって金を灼したものであり，そのため熱をうまく表に透発させれば，高熱により内臓や脳神経に与える損傷を軽減でき，病状を緩和し，肺の働きを守ることができる。

そのため，三路分消飲では兵を3つの進路（三路）に分け，第1の進路では，疫邪がいきなり太陰の肺を犯すという特徴を考えて，解表・宣肺・清熱・解毒・透熱などの方法を用いて，邪

が出ていく道をつくるのである。肺気を宣開させる麻黄に，清熱解毒の魚腥草・金銀花を配合して，一方で直接気分の熱を清し，もう一方で軽清透達によって気分または営分に入った裏熱を表に透発させ，解熱・清肺保肺の目的を達成するのである。

湿温疫の初期に寒涼薬は使用しすぎない

熱があれば苦寒薬を用いてこれを清することは誰もが知っている。湿温疫毒の発病の初期段階において，その発熱の多くは無形の気熱であり，まだ鬱化して有根の気分の実火にはなっていないが，湿邪を挟んでさまざまな症状が現れている。そのため寒涼性の薬を使用しすぎしてはならない。一般に石膏を多用し，たとえば麻杏甘石湯では石膏を大量に使う。もちろん石膏の辛寒性は三黄の苦寒（黄芩・黄柏・黄連）とは異なり，温熱疫であれば心配することはないが，湿温疫の初期段階であれば慎重に考えるべきである。三路分消飲のなかに一時的に石膏を含んでいないのは，石膏の使い方を知らないわけではなく，じつは早くから寒涼剤を乱用すると，「氷伏湿邪」を招き，湿邪が長期に滞留してしまい，胃を傷害する恐れがあることを心配しているからである。

特に初期段階で寒湿を兼ねていることが明らかであれば，寒涼の性質が陽気を傷害するため慎重に用いなければならない。臨床では，舌苔が粘膩でなく，舌体は胖大せず舌質紅であれば，湿邪が内に停滞していない裏熱壅盛であるため，この場合はわれわれは処方中に石膏を入れ，甚しい場合にはさらに黄芩・黄連など清熱瀉火薬を入れて理想的な効果を得ている。

以上をまとめると，解熱の方法は単に清熱だけでなく，火熱をみて苦寒薬を大量に投与するのではなく，病勢を分消させ，上手に袪邪する路をつくってやるべきである。銀翹散が解熱できるのは，清・開・透・利の巧妙さを持っているからである。その組方理論は，葉天士が「在表初用辛涼軽剤，挟風則加薄荷，牛蒡之属，挟湿加滑石，蘆根之流，或透風於熱外，或滲湿於熱下，不与熱相搏，勢必孤矣」（邪が表にあれば初めに辛涼軽剤を用いる。風を挟んでいれば薄荷・牛蒡などを加えて熱より外へ透風し，湿を挟んでいれば滑石・蘆根などを加えて熱より下へ滲湿する。風や湿を除いて熱を孤立させれば，病勢は必ず軽くなる）（『外感温熱篇』）といった通りである。

肺は清粛を司り，必ず気道を宣清する

COVID-19では，肺部の感染が直接的な死因の1つである。その病理過程のうち，非常に重要な臨床症状は胸悶憋気と呼吸困難である。またある患者では死亡する数分前まで安定していたが，突然悪化し，窒息して亡くなった。呉又可の『温疫論』にも「時疫多有淹纏二三日，或漸加重，或淹纏五六日，忽然加重」（時疫の多くは二，三日停滞〈淹纏〉し，時に徐々に症状が重くなり，時に五，六日停滞し，急激に悪化する）（「弁明傷寒時疫」）と記されている。これは，疫病が予想を超えて悪化することを示したもので，油断してはならない。

COVID-19のある解剖例では，肺深部の気道と肺胞に炎性反応所見があったほか，滲出性の反応がSARSのときよりも顕著であった。肺部の断面では，肺胞から大量の粘稠性の分泌物が溢れてくるのが見られた。切片では，肺胞の機能が損傷し，気道には粘液が詰まり，酸素欠乏の状態であることが示されていた。

このことから，初期治療では気道の通暢を保ち，酸素欠乏の状態を改善し，粘稠な粘液を薄めることに注意することが非常に重要な課題であった。早期から予防治療を行うことこそ，未病先防の内容の1つであり，粘液をうまく清除できなければ，単に酸素吸入を行っても，効きめが得られないだけでなく逆効果になることもある。

このことから，重点的に解熱治療を行うと同時に，清金保肺にも十分注意し，気道の通暢を保つことが大事になる。中医では肺は気を主り，

清虚の臓（清く空虚な臓器）であり，気満壅実を最も嫌うと考えている。そのため三路分消飲では，炙麻黄を君薬として，肺気を宣開させて鎮痙・止咳し，また気道を拡張して気道の攣縮を改善している。

肺は金に属し，火が克するのを嫌い，熱邪が壅肺すると肺金が破れて咳や喘鳴がでる。そのため炙麻黄に魚腥草・金銀花などの清熱解毒薬を配合して祛熱清金する。

肺は清粛を司り，肺自身は白潔であり，痰濁で満たされ気道が壅阻されることを嫌う。そのため処方中に化痰止咳の作用を持つ旋覆花を入れている。「諸花皆浮，覆花獨降」（諸花はみな浮かせ，覆花は独り降ろす）とは，旋覆花が化痰止咳するだけでなく，さらに下気作用も持ち，膈満胸中の逆気を除き，上にあがった逆気を下に降ろすことを述べたものである。さらに旋覆花は膠のように粘った痰を取り除くことができ，『名医別録』では「治胸中痰結，唾如膠漆」（胸中の濃い痰結，粘って漆ほどの唾を治す）といっている。旋覆花は麻黄と併用すると宣降相因の巧妙さによって，一開一降の相乗効果を発揮する。また『金匱要略』（五臓風寒積聚病脈証並治第十一）では，旋覆花湯で肝着病を治療しているが，「其の人常に其の胸上を蹈まれんと欲し，先ず未だ苦しまざる時，ただ熱きを飲まんと欲す」ものに使っている。ここでは，旋覆花は君薬として開胸導気している。旋覆花はただ降気化痰・開胸膈逆気するだけでなく，さらに胃気を和降させることもでき，旋覆花代赭石湯では旋覆花を君薬として，代赭石とともに中焦を調和させ，胃気上逆による呃逆・悪心・嘔吐・眩暈・ふらつきなどを治療している。処方中の絲瓜絡は旋覆花と併用することで化痰作用を増強させる。さらに絲瓜絡は肺絡を通利し，血脈をめぐらせ，紅花と合わせることで，活血行血の作用を増強させ，肺局所の血液循環を改善して，唇や舌色暗あるいは紫暗，面蒼無華などを治し，肺部の血脈を通調させれば，百脈をあつめる肺の機能が順調に発揮され，全体の血行がよくなる。もし病初期に，脈絡鬱滞があまりひどくなければ，紅花の用量を減らすか，あるいは使わなくてもよい。もし血痰や喀血など出血傾向があれば紅花の代わりに田三七あるいはその他の涼血止血薬を加える。

肺は燥を主り，潤を好むため，肺が乾燥して津液が少なくなると咳が出る。そのため知母を用いて，滋陰清火して，潤養肺燥によって咳を止める。さらにその清熱生津増液の作用を利用して，粘膩の濁痰を薄めて排出しやすくする。

このように，肺局所から治療するという意味でいえば，三路分消飲は解熱の効能効果だけでなく，清金化痰・下気止咳・調和肺絡・益陰養肺によって気道の通暢を保つ働きも持っており，肺部の邪熱・痰濁・気壅・瘀血・津傷化燥などといった複雑な病理現象も排除できる。

以上の治療は，一般的な邪熱壅肺の肺炎に対しては十分かもしれないが，COVID-19に対しては，恐らくまだ検討の余地があろう。なぜなら，われわれはただ硝煙が立ちこめる戦場を見ているだけで，まだ戦線が見えていないことを忘れていないからである。戦線とはさらに奥深く膜原に潜伏している疫毒の邪である。

邪伏膜原とその治療

膜原の所在部位について，呉又可は「去表不遠，附近于胃，乃表裏之分界，是為半表半裏」（表からは遠くなく，胃に近く，つまり表裏を分ける界であり，これは半表半裏である）（『温疫論』原病）と考えている。『重訂通俗傷寒論』では，「膜者，横膈之膜，原者，空隙之処。外通肌腠，内近胃腑，即三焦之関鍵，為内外交界之地，実一身之半表半裏也」（膜とは横隔の膜であり，原とは空隙のところである。外には肌肉腠理と通じ，内には胃腑に近い。つまり三焦の要であり，内外が交わる界の場所であり，じつは全身の半表半里のところである）と説明している。その部位は表裏の間で，気血の通路であり，内側の五臓六腑と体表組織をつなぐ枢軸であり，

また命門相火を輸送する気の道でもある。

　膜原にある邪は，表に現れることもあれば，裏に陥ることもある。このことを『温疫論』では「此伝法以邪気平分，半入於裏，則現裏証，半出於表，則現表証，此疫病之常事」（この伝変は，邪気が表裏いずれにも入るもので，半分は裏に入れば裏証が現れ，半分は表に入れば表証が現れる。これは疫病では常に見られることである）（「統論疫有九伝治法」）といっている。そのため膜原は，兵家が必ず奪う要衝の地であり，兵家は，敵がこの要路に潜伏することを最も忌み嫌う。

　これは，裏気の透達を阻害し，内熱を壅盛させてより強くなり，火熱が金を刑して，邪熱壅肺の炎症反応がさらにひどくなる。まさに呉又可がいうように「邪気盤踞於膜原，内外隔絶，表気不能通於内，裏気不能達於外」（邪気が膜原に盤踞し，内外は隔絶し，表気は内に通じることができず，裏気は外に達することができない）（『温疫論』瘟疫初起）である。瘟疫病においてこれほど膜原を重視したのは，ここが「営衛所不関，薬石所不及」（営衛とは関係なく，薬石の力が及ばない）という難治であり重要な場所だからである。いったんここに潜伏した疫毒が発作をおこすと，「内侵於腑，外淫於経，営衛受傷」（内には臓腑に侵入し，外には経絡に侵淫して，営衛とも傷つけられる）（『温疫論』行邪伏邪之別）となり，五臓六腑・表裏上下のすべてがその害を受ける。

　このように，表裏不通・内外隔絶・気壅化熱の局面が形成されることも，発熱のもう1つの原因である。この熱は，『傷寒論』の柴胡剤を多用して半表半裏を和解するが，三路分消飲中の青蒿もまた少陽胆経の専用薬である。特に湿熱に穢濁の気を兼ねているときに，透熱利胆・芳香避濁の効能があり用いられる。たとえば代表方剤の蒿芩清胆湯では，青蒿を君薬として，黄芩を配合して湿熱遏阻・胆胃不和証に用いている。『温熱経緯』では，「疫証最怕邪伏募原，内壅不潰，為難治」（疫証が最も恐ろしいのは邪気が募原〈膜原〉に伏せると，内壅して潰せず，難

治となるため）と考えている。そのため本方では青蒿1味では邪に勝てず，早く駆除できずに治療のタイミングを誤ることを恐れ，わざわざ増兵して，相須として青蒿に柴胡を加えて，膜原に潜伏している邪を協力して透散させ，（三国志の街亭の戦いの敗戦になぞらえ）街亭の誤りを繰り返さないようにしている。これは三路分消飲における第2の進路の用兵であり，少陽膜原に潜伏している邪を駆除するルートである。

穢濁の弁別と認識

　次に第3の進路の用薬である。これは最も重要なところであり，穢濁の気を消除するルートである。
　疫病の特徴は，よく穢濁を兼ねることであり，穢濁の気は舌苔に現れる。そのため，瘟疫病では舌診を特に重視し，舌の栄枯老嫩，苔の厚薄，潤燥乾糙などを細かく観察して，疾病の部位・邪気の強弱・病勢の深さなどをみて，さらに病の予後や転帰を察する。そのため『温疫論』（応下諸証）では「邪微苔亦微，邪気盛，苔如積粉，満布其舌」（邪がわずかなら苔も薄くて少ない。邪気が盛んであれば苔は粉が積もったようで，舌全面に広がっている）といっている。後世の温病学の大家も舌の形態・診断の意義・治則・方薬のいずれについても詳細に論述している。たとえば葉天士は，『外感温熱篇』のなかで「舌色絳而上有粘膩，似苔非苔者，中挟穢濁之気」（舌色絳で上に粘膩があり，苔に似て苔ではないのは，じつは中に穢濁の気を挟んでいるのである）と強調し，「急加芳香逐之」と述べ，急いで芳香性のものを加えてそれを駆除するようにいっている。『温熱経緯』では，粉が積もったような穢濁の舌苔は「邪熱為濁所閉」（邪熱が濁により閉じられている）と考え，「急急透解」（急いで透解する）して治療するよう述べている。

穢濁の舌苔の産生

　COVID-19の邪は口鼻から侵入して，肺系に

入り，ここで毒力を蓄積して，上から下へ，両肺部に内陥し，同時に直接中州を襲って脾胃を傷つけ，膜原に潜伏して三焦表裏の気道を詰まらせ，正気が邪気を払う道が遮断され，邪気が出る路がなくなり，そのため内を攻める力が旺盛になる。呉又可は『温疫論』のなかで「時疫初起，邪気盤踞於膜原，内外隔絶，表気不能通於内，裏気不能達于外」（時疫の初期に，邪気が膜原に盤踞すると，内側の内臓と外側の組織のつながりが隔絶され，表気は内側に通らず，裏気も外側の組織に透達できなくなる）（「似表非表，似里非里」）といっており，内外が隔離された状態になってしまう。

三焦の気滞によって，必ず三焦に所属する臓腑の気機の流れが滞り，上下昇降の気機が順調にいかず，代謝は停滞し，脾は胃のために津液

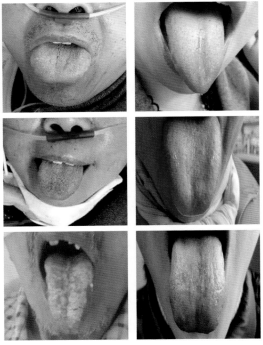

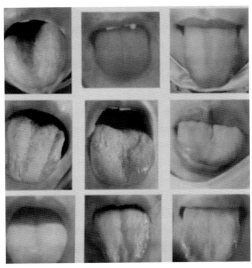

写真2　北京地域からの舌診資料。
　　　　左側縦3枚は典型的な寒湿穢濁の舌象。

写真1　右側の舌診は一般的な湿熱疾患の所見。左側の舌診はCOVID-19重症期の所見。
　　　　左側の3枚の写真は武漢に医療支援に行った北京の先生が撮ったもの。この場を
　　　　借りて御礼申し上げます。これらは穢濁舌である。以下，解説を加える。
　　　　舌質：暗紅裏紫・灰黒濁晦　　　舌苔：白厚腐穢・状如積粉・腐膩如渣・粘膩而干
　　　　望唇：暗紅不鮮・且干而燥　　　顔色神態：晦暗無華・神情呆滞・皮膚乾燥
　　　　病機：湿鬱裏熱・熱蘊湿中・積腐成濁・津虧液燥・脈絡血瘀

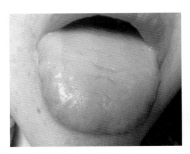 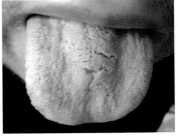 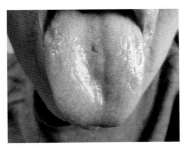

写真3　一般的に見られる寒湿の舌象

を肺に輸送できず，肺は雨露を散布する恵みを施せず，上下は交わらず，気は津液に化せず水毒と化し，陽明に腐が積もって穢となり，津液を失い湿濁をつくって穢気が燻蒸する。その結果，上では舌体に現れ，気血・痰火・燥湿・穢濁が互いに結して鬱滞した複雑な舌象が現れる。

臨床では寒湿に穢濁を兼ねていることがあるが，それは陽気が抑えられて通行できず，また湿邪は最も陽気を阻害しやすく，陽が籠もって伸ばせないからであり，そのことを葉天士は「且吾呉湿邪害人最広，若面色白者，須要顧其陽気。湿盛則陽微也」（わが呉の地では湿邪によって病気になることが最も多い。もし顔色が白ければ，陽気に気をつけなければならない。湿が盛んになれば陽気を損ない弱くなる）（『外感温熱篇』）といっている。そのため，COVID-19の初期では寒湿穢濁の象が現れるのである。ただし，この寒湿穢濁は雑病の寒湿とは異なっており，陽気を損傷し正気を傷つける慢性病理の過程はなく，疫毒によって陽気が抑えられ，湿邪によって陽気が遮られ，寒湿のなかに鬱滞した陽気がある。そのため治療では，それを考慮して温通薬のなかに防風・蘇葉など透散できるものを少し加える。防風は風薬中の潤薬であり，邪を透散でき，傷陰化燥の心配がない。鬱滞した湿邪に対しても，風は勝湿する作用も持っており，やはり一石二鳥の便利さがある。また寒湿となるのはもともとの体質とも関連がある。いわゆる「従陰化寒」である。葉天士は，「在陽旺之躯，胃湿恒多，在陰盛之体，脾湿亦不少，然其化熱則一」（陽気が旺盛な体には常に胃湿が多く，陰寒が盛んな体には脾湿も少なくない。ただしいずれも化熱することは同じである）（『外感温熱篇』）といっている。つまり穢濁の気とは，全身の気機の代謝の停滞によってつくられた病理産物なのである。

穢を治するには芳香化透し，「動」が最も優先される

中医学では，生命活動は「動」にあり，生命活動を維持する基本は昇降出入であると考えている。『黄帝内経』六微旨大論では「成敗は倚伏して動より生じ，動きて已まざれば則ち変作す」と述べ，「出入廃されれば，則ち神機は化して滅し，昇降息めば，則ち気立は孤にして危うし」といっている。だからこそCOVID-19の重症・危篤症期で最も鍵となる病理変化として，肺の毒熱だけでなく，全体的な臓腑機能の停滞に置いているのである。それは，本来であれば昇るはずのものが昇らない，降りるはずのものが降りられない，変化すべきものが変化できず，穢濁内壅という病理状態をつくっているのである。これを呉又可は『温疫論』において「中結」といった。この状態のときに投薬してもなかなか効きめが現れないのは，「神不使」だと考えられる。『温疫論』において呉又可がつくった開達膜原・辟穢化濁の達原飲を考察すると，檳榔・厚朴・草果仁・知母・芍薬・黄芩・甘草などを用いて，瘟疫の邪が膜原に潜伏したことによって現れた憎寒壮熱・発無定時（発症が一定していない）・胸悶嘔悪・頭痛煩躁・脈弦数・舌辺深紅・舌苔垢膩・あるいは苔白厚で積粉のようを治療している。

ただしその処方内容をよくみると，発散・清熱・解毒といったものが1味も入っていなくても解熱でき，芳香化濁・祛湿利水のものが1味も入っていなくても穢濁の湿を駆除できている。その理由は，処方の下にある自注にはっきりと書かれている。つまり「檳榔能消能磨，除伏邪，為疏利之薬，又除嶺南瘴気，厚朴破戻気所結，草果辛烈気雄，除伏邪盤踞，三味協力，直達其巣穴，使邪気潰敗，速離膜原，是以為達原也」（檳榔はよく消しよく磨し，伏邪を除く疏利の薬である。また嶺南の瘴気を除く。厚朴は戻気の結するところを破り，草果は辛烈気雄であり，伏邪が盤踞するものを除く。3味が協力して，その巣穴に直達し，邪気を潰敗させ，すみやかに膜原を離れさせる。これによって達原となる）である。この処方の巧妙なところは檳榔・厚朴・草果の3味にあり，すべて疏利・破結・下気・行気の作用を持っており，臓の気機を動かすことができ

る。その他の4味は「調和之剤，如渇与飲，非撥病之薬也」（調和の剤にすぎず，渇するものに水を与えるようなもので，病を撥める薬ではない）（『温疫論』瘟疫初起）であり，熱があっても清熱のものを使わず熱を取るというのはまさに医家のなかの傑物であるといえる。呉又可はまた『温疫論』「標本」の一節で「今時疫首尾一於為熱，独不言清熱者，是知因邪而発熱，但能治其邪，不治其熱，而熱自已」（いまの時疫病は始終一貫して熱であるが，清熱を言わないのは，発熱を起こしている原因の邪を知っているからである。そのためその邪を除ければ，その熱を治さずとも，自然と熱は治まる）と述べ，ここで論ずる技はひときわ高く，絶妙といえよう。

三路分消飲は，その法を手本としてもその方に拘泥せず，温病を治療する主旨に従い，蘇葉・荷葉・藿香葉・蘇梗・荷梗・藿香梗などを用いて「動かす」のが目的である。『臨証指南医案』では「夫疫為穢濁之気，古人所以飲芳香，蘭草採，以襲芬芳之気者，重滌穢也」（疫は穢濁の気であり，それゆえ古人は芳香性のものを飲ませ，蘭草を採り，その芳しい香りの気によって，詰まっている穢濁のものを取り除いた）といっている。

これらの薬物は質が軽虚で，気味は辛香であり，化湿和胃でき，また芳香避穢もでき，汚穢の湿濁を化して，穢悪の酵気を除くことができる。さらに旋覆花・金銀花を配伍すれば，すべて植物の花・葉・茎であり，すべて浮昇の薬理特性を具え，その軽清疏散の性質によって透表散熱でき，また湿中の蘊熱を透発することができる。そのため『医原』では「湿気瀰漫，本無形質，宜用体軽而味辛淡者治之」（湿気は瀰漫し，もともと形質がなく，質が軽く辛淡味のものによって治療すればよい）といっている。

さらに処方中の柴胡と青蒿は，力を合わせてより強力に膜原に伏する邪を透発駆除でき，表裏上下の大気の運転を促進し，気機を旋動すれば，正気が戻ってきて，その戦汗駆邪を期待してジワジワと自然に汗を出させれば治癒させることができる。この原理について葉天士は『外感温熱篇』のなかで詳しく論じている。「再論気病有不伝血分，而邪留三焦，亦如傷寒中之少陽病也，彼則和解表裏之半，此則分消上下之勢，随証変法，如近時之杏，朴，苓，等類，或如温胆湯之走泄，因其仍在気分，犹可望其戦汗之門戸，転瘧之机括」（さらに気分の病が血分に伝わらず，邪が三焦に留まるものを論じる。また傷寒の少陽病のようである。これは半表半裏を和解するが，ここでは上下の病勢を分消し，証に随い法を変え，近時の杏仁・厚朴・茯苓などの類，あるいは温胆湯のように走泄できるものを使う。ただしその病は気分にあるため，三焦の気機をめぐらせ戦汗の門戸，枢機から邪気を払うことを望むべきである）

わが父は，軽虚の品をしばしば用い，「軽」によって「実」を去り，その処方は軽霊活溌なものであり，「一年四季春常在，無花緑葉不成方」といっていた。一般的に花や葉の部分は辛香性で「散」の作用に偏っている。たとえば蘇葉・荷葉・藿香葉などがこれに属する。梗や茎の部分は辛香性で「行」に偏っている。たとえば蘇梗・荷梗・藿香梗などの類である。これらのものは清香・微苦・微辛ですべて流動性を具えた品であり動かしやすいものである。その質は軽清でよく動かし，辛香味で気機をよくめぐらせる。これらの薬物は臓腑の上下昇降の作用や蠕動運動を促進できる。その芳香避濁の作用は，湿困脾を目覚めさせ，また湿邪による気機の昏蒙を開竅することができる。胃中の濁気をめぐらせることができれば，脾の清気を上昇させることもできる。諸薬を合わせれば，外では表裏を調和させ，内では昇降を順調にできる。さらにその軽虚の性質を利用して，軽清展気して，気機の流れを伸ばして，気の滞りを改善すれば，臓腑の生理機能が正常に行える。

これらのものは，柴胡・青蒿・蘇葉と配合すれば疏肝解鬱し，気持ちを和ませ，血気の流れを暢達させることによって，病で鬱々とした気分になって現れた不安や恐怖感・精神的な落ち込みなどの精神症状を改善できる。このような

不良となった精神情緒は胸郭の呼吸運動や気道の攣縮に影響し，呼吸器の炎症反応の基礎となって，胸膈逆満・呼吸困難・消化器の痞満・食欲不振・呃逆・吐気などの症状を悪化させる。それと同時に，将軍の官である肝が持つストレスに抵抗する能力を低下させ，患者自身が持つ病邪を攻撃する免疫力をうまく発揮できなくなる。用兵においては，深く熟慮したとしても，ちょっとした油断から全面的な失敗につながることがある。もし穢濁壅滞の状態が強く，気結便実の状態がひどく，上記の軽清の生薬で十分に動かすことができなければ，檳榔・厚朴・枳実・大黄などを加えるとよい。

回復期の治療

病気が初めに癒え，解熱したが肺部の炎症が残って進んでいる者，解熱したが肺部にまだ痰核がある者，傷陰がまだ回復していない者，虚していて補を受け付けない者などがある。呉又可は疫病後の調治において「大忌参耆白朮」（大いに人参・黄耆・白朮を忌む）と述べ，余焔がまだある・余邪が伏留している・あるいは陰血がまだ回復していないときに，これらの薬を与えるとかえってその壅鬱を助けてしまうと，注意を促している。さらに体質が多痰・肥盛の人に，滋膩の剤を与えれば，膩膈の弊害を招く恐れがある。最良の調補の方法は，薬物治療よりも静養と飲食の調節である。

治療過程において，われわれは6名の患者に接した。みな解熱しており，基本症状はすべてなくなっていたが，ただなかなかPCR検査で陰性にならなかった。以前に服用していた方薬を見てみると，みな回復期で邪はなかったが正気が虚した状態で，補中益気湯などの益気扶正の方剤を長期にわたって服用していたが，効果が現れていなかった。前人の失敗は，後の人にとって戒めとなる。やり方をすっかり変えて，軽清疏利の品を与えると，3日後にはそのうちの3名がPCR検査で陰性になった。6名のうち

一人の女性患者は，舌淡苔白で，確かに虚寒の象があったが，温補の剤を3剤与えて様子をうかがうと，3日後，不調を覚え，体内ではかえって燥熱感が現れた。この治療例を通して，先人の言葉の適切さを思い知った。葉天士は『外感温熱篇』において「炉烟雖熄，灰中有火，須細察精詳，方少少与之，慎不可直率而往也」（炉の煙は消えていても，灰の中には火がある。注意深く診察して，処方を少しずつ与え，一挙に解決しようとしてはならない）と，心を込めて諭している。

おわりに

人体は有機的な統一体であり，五臓は互いに通じ，六腑は互いに連なり，形神一体で，表裏を貫き，上下が交通している。そのため，いったん臓腑に疾病が生じると，ドミノ倒しのように，次々と一連の連鎖反応が起こり，体全体のバランスが壊され，局所と全体の各系統において複雑な病態が現れる。COVID-19の治療においては，重点は肺にあるが，この病気においては，病因は同じでも，それぞれ違いがあり，病位は一様でなく，病機は錯雑しており，表裏の不和，上下の不利，燥湿が兼ね，寒熱が同時に現れ，虚実が錯雑し，見えている場所と隠れている場所があり，さらに基礎疾患を持っているかどうかなどの複雑な病理状態をしっかりと認識しなければならない。

三路分消飲では，兵（薬）を3つの進路に分けており，作用する場所はそれぞれ違うが，一貫して相互に協力し合って，それぞれの邪を取り除いて，一環一環を緊密につなげ，形（肉体）神（精神）を同時に調節している。はっきり見える部分と隠れて見えない部分とも明らかにしなければならない。処方は薬道に則り証に随って加減し，用量も病の軽重によって自由に変えてよい。そのためこの処方を用いる際は，必ず処方の意味を前もって理解しておくべきで，その意味を把握したのなら，自由自在にさじ加減

すればよい。病気の治療においてはまさに盤上で転がる玉のように臨機応変に，縛られずに変通できることこそが医道の真髄である。

医者とは亜相の業であり，人の命にかかわるものである。いま，COVID-19 の感染拡大が世界に拡がっていることから，自らの能力が不足していることを顧みず，拙文を著した。不適当なところがあればご指摘いただきたい。

【付録】
COVID-19 の予防方

はじめに

肺は「嬌臓」といわれ，直接外気と接触しているため，風寒暑湿燥火といった外邪や，外気中の細菌やウイルスなどの影響を受けやすい。COVID-19 の感染経路は口や鼻の粘膜からである。引き起こされる肺炎などの病症から考えれば，中医学の「湿瘟疫」に属すると考えられ，潜伏する部位は膜原であり，病理ではよく穢濁を兼ねることが特徴である。以上の特徴を考慮し，茶代わりに服用して予防できるものを考案したので紹介する。

COVID-19 予防方

内容：生黄耆 10，百合 15，青蒿 9，金銀花 10，桑葉 8，牛蒡子 10，蘇葉 8，肉蓯蓉 10，蘆根 15　以上 9 味を茶代わりで飲む

効能：益気養陰・軽展肺気・解毒利咽・益腎和胃

組方の理論的根拠

COVID-19 のウイルスは上焦を侵し，膜原に潜伏することから，予防においては呼吸道粘膜の免疫力の向上と，膜原の疏達に着目することが大切である。

黄耆：主薬の黄耆は，『神農本草経』では上品に分類され，生用すれば固表，炙用すれば補中に働く。この表には肺主皮毛の腠理だけでなく呼吸道粘膜も含まれる。全身の障壁となる皮表は，鼻・唇から移行し，口腔・咽喉・気管等の粘膜とつながり，自然界の外気とつながる人体の第一防御線である皮膚粘膜障壁を共同で構成している。黄耆には優れた抗疲労作用があり，細胞の再生・組織の修復を促進し，骨髄造血機能を促進し，白血球の作用を増加する。中国中医科学院広安門医院分子生物研究室では黄耆を君薬とする玉屏風散について薬理実験を進め，気道粘膜を保護する非常に優れた作用があることを明らかにすると同時に，抗菌[1]，抗ウイルス作用[2]を持ち，さらに血清IgG・IgAを増強させ，sIgAを上昇させて免疫を高め，寒冷といった体外環境に対する適応能力を高める[3]ことがわかった。

百合：百合は潤肺生津の働きで気道に一定の湿潤環境をつくり，免疫機能を高めることができる。中医学では肺は燥を嫌い，潤を好むと考えられており，気道の粘膜細胞から分泌される粘液が枯少となれば，粘液上皮細胞の線毛運動に影響が及び，肺の主る清粛機能が不利となり，異物の排出や防御機能が低下すると同時に，粘液細胞が分泌する粘液中の免疫物質が減少して免疫機能の低下を招き，肺燥津傷の空咳が現れる。この空咳はCOVID-19 の初期症状の 1 つである。中医学では燥も一種の致病素因と考えている。気道粘膜の免疫機能を高めるには，単に補気するだけでなく，さらに肺陰を増やすことが望ましい。陰虚肺燥を治療する百合固金湯は百合を君薬としてつくられた処方である。

金銀花：金銀花は辛香発散・軽清透邪・清熱解毒の働きがあり，銀翹散では金銀花が君薬となっている。

桑葉：桑葉はその性は清涼で，清肺宣燥・疏風解熱・清粛肺気の働きがあり，さらに涼肝・明

目・清頭風することができ，肺燥咳嗽を治療する桑杏湯や，外感初期の風熱咳嗽を治療する桑菊飲に君薬として配合されている。

蘇葉：蘇葉は辛香宣散・解熱解毒・疏肝解鬱・和胃止嘔し，食欲を増進する。肝鬱気滞・気分が優れないタイプの人がカゼを引いたときに使う香蘇散に含まれている。また邪熱上涌嘔悪不止を治療する蘇連丸は蘇葉と黄連を合わせた構成になっている。

牛蒡子：牛蒡子は清熱解毒・利咽止痛でき，咽喉腫痛を治療する要薬であり，そのため『温病条弁』中の銀翹散ではこれによって風熱感冒の咽喉疼痛を治療している。

青蒿：青蒿は透解膜原・芳香避穢できるため，清利湿熱・清胆和胃の蒿芩清胆湯や，滋陰退熱の青蒿鼈甲湯では君薬とされている。

肉蓯蓉：肉蓯蓉は植物性ホルモンを含み，補腎益元・増強体質・強壮肌体・潤腸通便の作用を持つ。沙漠の人参と称賛されており，不老長寿の薬食同源の佳品である。

　本方は，補中有散・温兼涼潤・軽宣肺気・清粛上焦・金水同調で，気道粘膜を固め，気道の清粛・濡潤，利咽解毒によって，人体における自然環境に対する適応能力を高める。

注意事項：

1. 用量について，日本では3分の1程度でも参考にできる。
2. 体質が強実で，内熱が多く，舌紅苔膩，あるいは心煩易怒，あるいは更年期で顔面紅潮で汗をかきやすく，交感神経の高ぶりがあるものは，黄耆を減量するか用いない。

　なお，日本で予防薬として代用できる中成薬を参考までに記す。

　玉屏風散（商品名：益衛顆粒），甘露飲，藿香正気散（商品名：勝湿顆粒）など

　百潤露（百合・北沙参・玉竹からなる健康食品）

　1回1ｇ，1日2回服用。

引用文献

1) 玉屏風散対急性細菌性鼻炎模型大鼠的防治作用. 中国実験方剤学雑誌 13 (12), 2007
2) 衛益顆粒対流感病毒FM1株感染小鼠血清中細胞因子水平的影響. 中医薬学報 31 (6), 2003
3) 衛益顆粒（玉屏風散）対小鼠冷熱刺激適応能力的影響. 中国実験方剤学雑誌 9 (3), 2003

【著者】

路京華：中国中医科学院大学院卒業，修士学位を取得，元・中国中医科学院広安門病院内科医，日本中医学会理事，日本中医薬研究会常任講師。中国故宮博物院故宮研究院中医薬文化研究所客座研究員。路志正学術思想継承人として，勉強中。中国北京テレビ局『養生堂』，河北テレビ天津テレビ漢方番組に出演，日本で上級レベルの指導・教育など，著書多数。

路昭遠：信州大学医学部卒業，安曇野赤十字病院 救急部。

路昭暉：学芸大学生命科学学部卒業，大分大学医学部卒業。かつて東京国際医療研究センター呼吸器内科，帝京大学附属病院呼吸器内科に勤務。呼吸器・アレルギー・総合内科専門医。

執筆者一覧（執筆順）

辰巳 洋
本草薬膳学院 学院長。医学博士。
中国北京中医薬大学卒。元・中国中医研究院（現・中国中医科学院）主治医師・編集者。順天堂大学医学研究科公衆衛生教室博士（医学）号取得，田園都市厚生病院・林間クリニック 漢方相談，順天堂大学国際教養学部 非常勤講師，中国河南中医薬大学兼職教授，日本国際薬膳師会 会長，世界中医薬連合会主席団 執行委員，中国薬膳研究会常務理事・培訓部副主任・国際薬膳師試験 審査委員，日本中医協会会長。

藍澤 宝珠
株式会社シンギー 会長。国際中医師。
中国南開大学大学院卒（修士）。東京都立大学大学院にて修士号取得。1975年〜79年，5千人の無医村である四川省邛崍県仁寿村にて「赤脚医生」（裸足の医者）として医療活動を行う。漢方健康食品の普及のため数々の会社を設立。現在，漢方素材を使った健康食品を製造・販売する「株式会社シンギー」会長。2007年長年間中国漢方文化を推進活動により，日本社会文化振興会から「社会文化功労賞」授与。2011年から特定非営利活動法人「ジョン・ホプキンス大学CCPフォーラム」副理事長。2017年CCTV世界華人春節聯歓晩会から「世界華人十大模範人物」授与。2018-19年度東京世田谷中央ロータリークラブ会長。2019年3月ボランティア活動により日本国天皇陛下から「紺綬褒章」受章。日本中医協会事務局長。

菅沼 栄
中医学講師。
中国北京中医薬大学卒。元・中国北京中医薬大学附属東直門病院 内科医師。1980〜86年神奈川県衛生部 中医学翻訳・通訳，中医学講師（東京中医学研究会・東方医学会・イスクラ中医学習塾・本草薬膳学院・伊豆漢方勉強会・三島中医学勉強会・遼寧中医薬大学日本分校・各地中医学勉強会など），漢方相談（えみクリニック東大前〈廣田薫医師・吉永恵実医師〉・漢方・免疫たかはし内科クリニック〈高橋秀実医師〉・まつしま病院〈渡辺医師〉）。

吉永 恵実
医療法人社団 同済会 理事長／えみクリニック東大前 院長。医師。医学博士。
中国上海交通大学医学部卒業。杏林大学大学院保健学修士号取得・医学博士号取得，日本医科大学にて医師免許取得，日本医科大学付属病院研修終了，同付属病院老人科特別研究生，東洋医学科非常勤，世界中医薬連合会医養結合委員会常務理事，日本中医協会副会長。

李 向軍
医療法人新中医李漢方内科・外科クリニック 院長・理事長。医師。
中国延辺大学医学部卒。元・中国吉林省吉林市立病院循環器内科 医師。日本国医師国家試験合格 医師免許取得，神戸大学病院研修医，兵庫県立尼崎病院東洋医学研究所 医師，北京中日友好病院中医研修，日本国内科学会内科認定医，東文中医クリニック 理事長，世界中医薬学会連合会呼吸器病専門委員会 副会長，日本中医協会副会長。

宋 靖鋼
新日本漢方株式会社 代表取締役，日本漢方研究センター 所長。医学博士。
中国首都医科大学中医学部卒。北京市の老中医の家系に生まれ，幼少より中医を学ぶ。元・中国北京中医医院外科主治医師。東京慈恵会医科大学外科訪問研究員，埼玉医科大学悪性腫瘍専攻 医学博士号取得，日本中医薬研究会エキスパート腫瘍学術部部長，中国清華大学公共管理学院客員教授，日本中医協会副会長。

陶 恵栄
陶氏診療院 院長，漢方アロマ療養師育成校株式会社 校長。医学博士。
中国上海第二軍医大学軍医系卒。中国上海中医薬大学前進業余学院針灸推拿科卒。北海道大学医学部医学研究科内科系博士課程修了 医学博士号取得。中国上海第85病院肝臓内科医師，小林豊子きもの学院北海道本部漢方アロマ講座教授，日本統合医療学会会員北海道支部学術評議員，日本未病学会会員，日本中医協会副会長。

楊 晶
ココメデイカルクリニック。医学博士。
中国長春中医薬大学卒。中国北京中医薬大学研修，元・中国北京航天中心病院 副主任医師。日本東北大学医学部 医学博士号取得，誠心堂薬局 学術部課長，ココメデイカルクリニック 漢方担当。東文中医クリニック 漢方担当。

項 一雅子
茶屋ヶ坂東洋医学研究院 院長。鍼灸師。
1974 年中国上海中医学院卒（1979 年試験により上海中医薬大学医学部再入学 1984 年卒）。1972 年ニクソン訪中の際，新聞記者の盲腸炎針麻酔に立ち会う。上海中医薬大学研究室にて黄羲明教授・李鼎教授のもとで経絡のメカニズムを研究，上海中医薬大学附属病院病棟と外来及び上海針灸経絡研究所医師として勤務，東京の医療法人聖仁会と静岡健診クリニックより漢方医師として招聘され来日，漢方外来と脈診の研究，医療法人涼真会 漢方医師として勤務，医療法人涼真会 理事に就任，トライデントスポーツ医療科学専門学校はりきゅう学科卒 鍼灸師を取得，トライデント非常勤講師，上海中医薬大学附属日本校名古屋教育センター長 客員教授。

李 暁燕
（有）あらき鍼灸整骨院 取締役。鍼灸師。
中国内蒙古医科大学中医系卒。元・北京中日友好医院針灸科 中医師。中国中医研究所（現・中国中医科学院）進修医，北京中医薬大学附属東直門医院 中医師，東京医療専門学校卒 鍼灸師，介護支援専門員，（一社）ローカリズム推進楽会 中医薬膳講師，山口県海風診療所非常勤 漢方相談，広島市梶山内科非常勤 漢方相談。

賀 偉
精誠堂針灸治療院 院長。鍼灸師。
中国北京中医薬大学卒。中国中医科学院大学院中退，東京医科歯科大学難治疾患研究所予防医学専修。早稲田医療専門学校卒 針師・灸師取得，日本針灸三通法研究会 会長。

王 暁東
株式会社国際自然医学統合学院 代表取締役院長。医学博士。

中国河北医科大学中医学院卒（中医本科専攻）。中国南京中医薬大学中医学院（中医臨床基礎専攻）医学博士号取得，熊本大学大学院医学研究科（現代医学脳・免疫科学の知覚生理学専攻）医学博士号取得，社会医療法人芳和会くわみず病院 中医師，医療法人博光会御幸病院漢方研究室 主任研究員，中国南京中医薬大学 客員教授，中国河北医科大学中医学院 客員教授，松浦薬業株式会社 中医学講師，世界中医薬学会聯合会理事会 理事，アメリカ自然医学療法医師，アメリカ自然医学研究院 研究員。

何 仲涛
徐福中医研究所株式会社 代表取締役。
中国湖北中医薬大学卒。
元・湖北中医薬大学附属病院 湖北省中医病院 中医師。筑波大学臨床医学系 笹川医学奨学金制度研究者，東邦大学医学部 第一産婦人科教室 研究者，新都心中医医院 中医研究所所長，徐福中医研究所 徐福漢方薬局 徐福鍼灸院 代表／中医師・鍼灸師，日本中医協会副会長。

路 京華
日本中医学会理事，日本中医薬研究会 常任講師，中国故宮博物院故宮研究院中医薬文化研究所客座研究員。
中国中医科学院研究生部卒（修士）。元・中国中医科学院広安門医院 内科医師。路志正学術思想継承人として，勉強中。中国北京テレビ局『養生堂』，河北テレビ天津テレビ漢方番組に出演，日本で上級レベルの指導・教育など，著書多数。

路 昭遠
安曇野赤十字病院 救急部。医師。
信州大学医学部卒業。

路 昭暉
呼吸器・アレルギー・総合内科専門医。医師。
学芸大学生命科学学部卒業，大分大学医学部卒業。かつて東京国際医療研究センター呼吸器内科・帝京大学附属病院呼吸器内科に勤務。

別冊 中医臨床
COVID-19と中医学

2020年6月15日発行

編著者　　日本中医協会
発行者　　井ノ上　匠
発行所　　東洋学術出版社
　　　　　〒272-0021　千葉県市川市八幡2-16-15-405
　　　　　編集部　電話 047 (335) 6780　FAX 047 (300) 0565
　　　　　　　　　e-mail　henshu@chuui.co.jp
　　　　　販売部　電話 047 (321) 4428　FAX 047 (321) 4429
　　　　　　　　　e-mail　hanbai@chuui.co.jp
　　　　　URL　　http://www.chuui.co.jp

印刷・製本——丸井工文社

緊急特集 中医臨床161号（Vol.41 No.2）2020年6月号

新型コロナウイルス感染症と中医学

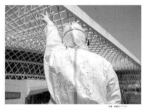

2019年12月に中国湖北省の武漢市で広がり始めた新型コロナウイルス感染症（COVID-19）は，瞬く間に世界中に蔓延し，3月11日，WHOは「パンデミック」を宣言。6月1日現在，全世界で37万人以上の死者を含む605万人を超える感染者が確認されており（WHO），その被害は甚大である。すでに多くの国で感染のピークは過ぎているとみられるが，東アジアに比べると欧米の被害の大きさが際立っている。この間，COVID-19に対しさまざまな知見が得られているが，いまだ決定的な治療薬やワクチンは開発されていない。今秋から冬にかけて再流行も懸念されており，これまでの中医学の取り組みを総括して，対策のために備えたい。